생활습관만 **바꿨을** 뿐인데

생활습관만 바꿨을 뿐인데

정이안 박사가 제안하는
건강 수명을 늘리는
간단한 **생활습관** 36

정이안 지음

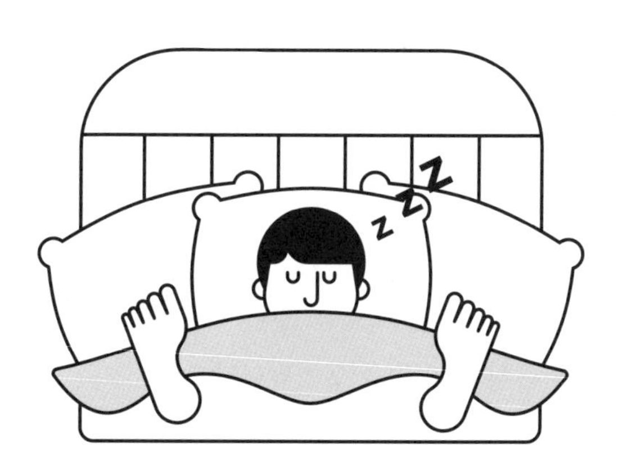

이덴슬리벨

: 추천글 :

건강만큼 현대인에게 더 절실한 화두는 없습니다.

바야흐로 100세 시대. 젊고 건강하게, 맨 정신으로, 내 발로 100세까지 걸을 수 있는 건강 장수. 이것이 우리가 그리는 이상향이 아닐까요?

인간은 튼튼한 방위 체력을 갖고 태어났습니다. 그것은 스트레스에서, 질병에서 우리 몸을 안전하게 지켜주는 힘입니다. 그러나 현대인은 오염된 생활환경과 잘못된 생활습관으로 인해 방위 체력이 약화일로에 있습니다.

건강엔 설마가 없습니다. 평소의 작은 생활습관이 병을 만든다는 사실에 유념해야 합니다. 암, 고혈압, 당뇨병 소위 죽음의 3중주라 불리는 생활습관병은 자각 증상이 없습니다. 조기 검진을 통해 이른 시기에 치유하고 더 이상 심각한 질환으로 발전하지 않도록 해야 합니다. 무엇보다 미리 질병을 체크하고 치료하는 1차 예방이 중요합니다. 건강 증진이 당신의 삶의 질을 결정합니다.

정이안 박사는 풍부한 임상 경험과 다양한 활동을 통해 생활 전반에 걸쳐 꼭 필요한 생활밀착형 건강지침서를 내놓았습니다. 학술적으로 검증된 동서 양방을 이해하기 쉽게 저술한 이 책이 여러분 모두의 충실한 건강 지킴이가 될 것이라 믿어 의심치 않습니다.

이시형 박사

: 프롤로그 :

건강 문제만큼 우리 삶에 중요한 것은 없죠. 그래서 건강이 나빠지면 일상생활의 리듬이 깨지고, 이는 곧 심각한 고민이 되어 스트레스로 이어집니다. 질병이 발병하는 원인은 타고난 기질로 인한 경우도 물론 있지만, 대부분 평소 먹는 음식과 늘 습관처럼 해 온 생활 방식의 결과물이라는 것이 제가 진료하면서 얻은 철학입니다.

현대인들은 병이 생겼을 때 적절한 치료를 잘 받기만 하면 빨리 나을 거라고 생각하기 쉽지만, 의외로 치료만으로는 아프기 전의 몸 상태로 돌아가기가 어렵습니다. 증상이 심하지 않은 사람이 평소 식습관, 자세, 생활습관이 나쁘면 오히려 증상이 심한 사람보다 회복이 더디고, 회복되더라도 오래가지 못해 다시 병원을 찾기도 하지요.

그러니 진료실을 찾아온 환자에게 열심히 치료와 처방을 해 보내드렸다고 끝이 아니란 생각이 들었습니다. 그래서 진료실 밖으로 나가 일상생활로 돌아간 환자분들이 평소 쉽고 간단하게 지킬 수 있는 방법들을 알려드리고자 이 책을 쓰게 되었습니다.

이 책에 실린 36가지 생활습관은 최근 현대인에게 발병 빈도수가 높은 질병에 대한 생활밀착형 처방전입니다. 먹고, 자고, 움직이는 쉽고 간단한 생활습관을 제안함은 물론 스스로 자신의 건강 상태를 체크해볼 수 있는 체크리스트와 몸에 좋은 음식 등 평소 건강 지침으로 삼으면 좋은 내용만을 모았습니다.

이 책을 통해 그동안 무심코 반복해 왔던 잘못된 습관이 지금껏 몸과 마음을 병들게 하지는 않았는지 점검해 보고, 스스로 교정할 수 있는 기회가 되면 좋겠습니다. 스스로의 노력과 전문적인 치료가 더해진다면 어떤 질병이든 고치지 못할 것이 없지요.

올바른 생활습관이 곧 당신의 건강 수명을 늘리고, 삶의 질을 높입니다. 모두, 건강 잘 유지하시길 바랍니다.

광화문 진료실에서

정이안 원장

: 차례 :

02 병은 **식습관**에서 시작된다

03 병은 **저녁 시간**에서 시작된다

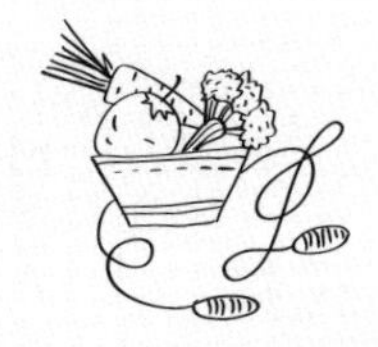

04 병은 **생활습관**에서 시작된다

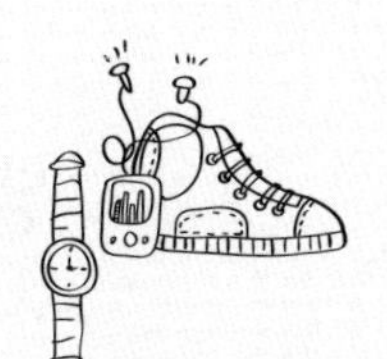

05 병은 **스마트 기기**에서 시작된다

06 병은 **성생활**에서 시작된다

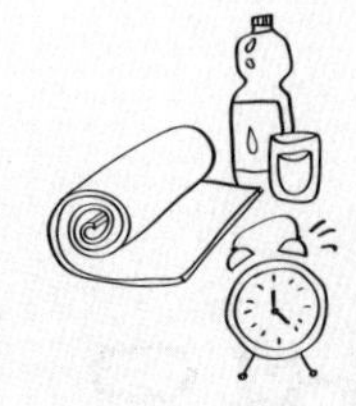

01
병은 **스트레스**에서 시작된다

신체 리듬을 회복하라 자율신경 기능 이상

화는 제대로 푸는 것이 중요하다 화병

호흡을 가다듬어라 공황장애

운동에 미쳐라 우울증

억지로 자려고 하지 마라 불면증

두통, 수면이 답이다 스트레스성 두통

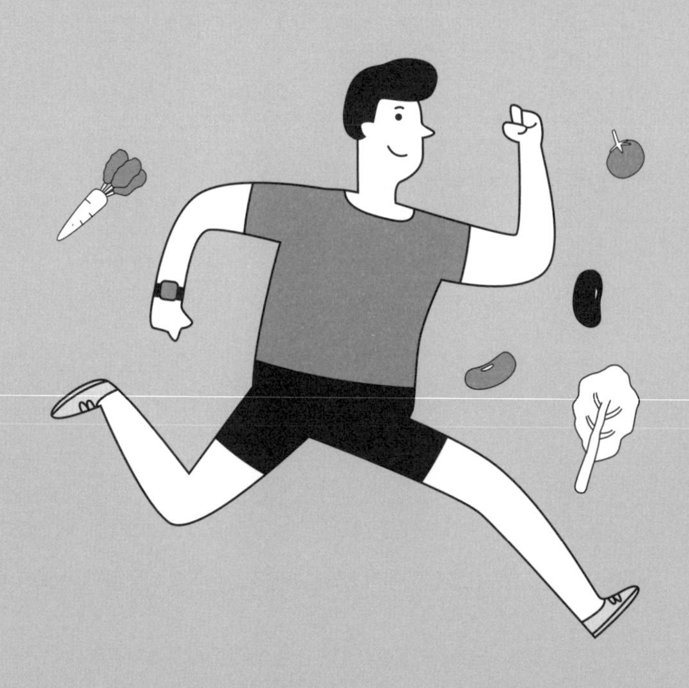

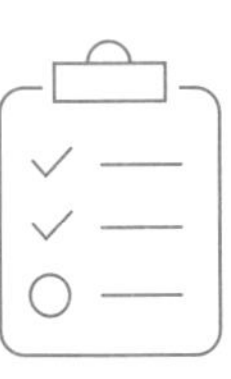

Self Check

당신은 자율신경 기능 이상?

- [ ] 이유 없이 심장이 자주 두근거린다
- [ ] 이유 없이 머리가 자주 아프다
- [ ] 이유 없이 불안하다
- [ ] 잠을 잘 자지 못한다
- [ ] 귀에서 소리가 자주 난다(이명)
- [ ] 이유 없이 어지럽다
- [ ] 손이나 발에 땀이 유독 많이 나서 축축하다
- [ ] 손발이 차고 저린다(수족 냉증)
- [ ] 얼굴이 빨개지고 화끈거리는 일이 자주 있다(홍조)
- [ ] 이유 없이 극심하게 피곤하다

▸ 4가지 이상을 동시에 경험한 적이 있다면 자율신경 기능의 이상을 의심해봐야 한다.

신체 리듬을 회복하라

자율신경 기능 이상

사례 1 K씨는 자동차 부품회사의 제조 라인에서 7년째 야간 작업을 해왔다. 그는 한동안 땀이 전혀 나지 않는 증상으로 인해 전국의 명의를 찾아다니며 치료를 받았다. 그런데 어느 날, 갑자기 땀이 비 오듯이 온몸을 흠뻑 적실 정도로 줄줄 흐르기 시작했다. 땀이 잘 나도록 치료를 한 부작용이 아닐까 싶어 덜컥 겁이 난 K씨는 병원을 찾았다. 병원에서 '자율신경 기능 이상'이라며, 교감신경 절단술을 하는 것 외에는 치료방법이 없다는 이야기를 들은 K씨는 절망감에 빠졌다.

사례 2 B씨는 대학 입학과 동시에 집을 떠나 혼자 자취생활을 하게 되었다. 부모님의 통제를 받지 않게 되자, 밤낮으로 게임을 하고 편의점에서 간단히 끼니를 해결하며 대학 시절을 보냈다. 밤낮이 바뀐 생활을 하면서 자격증 시험공부를 하던 어느 날, 갑자기 이상한 증상들이 나타났다. 심장이 빠르게 뛰고, 얼굴에 열이 벌겋게 달아오르고, 불면증에 시달리기도 하고, 먹지 않아도 헛배가 부르고, 설사와 변비가 반복되었다. 큰 병에 걸린 것은 아닌가 하는 마음에 병원으로 가 여러 가지 검사를 한 후 '자율신경 기능 이상'이라는 진단을 받았다.

자율신경의 균형이 깨지는 원인은 지나친 스트레스, 압박감, 각종 약물의 후유증, 불규칙한 식생활, 밤낮이 바뀐 생활습관, 지나친 감정의 쏠림 등이다. K씨와 B씨 모두 밤낮이 바뀌어 지내왔고, 식사 시간이 불규칙하며, 질이 낮은 식생활을 오래 지속했던 것이 자율신경의 리듬을 깨뜨렸던 것이다. 자율신경이란 부교감신경과 교감신경의 두 가지 신경을 말하는데, 이것은 뇌에서 시작해서 온몸의 각 기관에 퍼져 있다. 이 신경 체계는 사람의 의지와 상관없이 대부분 물리적 · 화학적 자극에 따라 자동 조절되는 시스템이다. 예를 들면 혈관의 수축과 팽창, 눈동자의 움직임, 위장의 자동운동 조절, 침의 분비, 위나 장의 점액 분비의 조절, 방광의 수축과 팽창, 잠을 자고 깨는 것, 땀이 나고 들어가는 것, 호흡하는 것 등 우리 몸의 거의 모든 자동조절 기능을 담당하는 신경이다.

그래서 자율신경 기능에 이상이 생겼다는 것은 몸의 각종 자동조절기능이 작동되지 않는다는 뜻으로 순환 기능, 호흡 기능, 소화 기능, 배설 기능, 외부 환경에 적응하는 기능 등 모든 기능에 이상이 생긴다. 원인을 알 수 없는 두통, 어지러움, 실신, 온도감각 이상, 침샘, 위 분비액, 눈물 분비의 이상, 다한증 또는 무한증, 두드러기, 왼쪽 가슴의 원인 모를 압박감, 맥박이나 혈압의 불규칙, 손발이 떨리고, 정신적으로는 쉽게 흥분하고, 권태감, 긴장감, 압박감이 든다. 또한 설사, 변비, 비만, 체중 감소, 불면증, 만성 피로, 수족 냉증, 성 기능 장애 등 전신에 다양하게 증상이 나타나기 때문에 증상만을 치료하다 보면 해결책이 없다.

자율신경은 숨, 땀, 잠, 오장과 뇌의 기능을 총괄하는 센터인 셈인데, 이 신경에 문제가 온다는 것은 전신에 심각한 상황을 초래하는 증상이 생긴다는 것을 의미하기 때문이다.

이런 상태는 기온이 높은 계절인 여름에 악화되고, 하루 중에서도 특히 오전에 심하며 오후에는 가벼워지는 특징이 있다. 특히 젊은 여성이나 갱년기 여성에게 많고, 창백하고 체형이 마른 타입의 사람에게 많이 나타난다.

자율신경 기능 이상은 인체를 하나의 유기적인 에너지 흐름으로 보고 전체를 치료하는 한의학적 치료가 필요하다. 우울증, 공황장애, 불면증, 신경성 고혈압 등의 질병을 예방하기 위해서라도 조기에 적극적으로 치료해야 한다. 자율신경, 즉 교감신경과 부교감신경의 부조화를 다스리기 위해서는 인체 기혈의 균형을 잡아주는 적극적인 한방치료가 반드시 필요하며, 자율신경 기능이 회복되면 우울증이나 불면증, 공황장애 증상도 함께 호전된다.

한방에서는 교감신경과 부교감신경의 균형을 맞추기 위한 한약 처방과 자율신경의 균형을 조절하는 전신면역약침을 병행해서 치료한다. 이러한 밸런스 치료를 통해 재발을 방지하고 균형을 이루는 힘을 튼튼히 함으로써, 치료 이후에 발생할 수 있는 후유증을 줄이고 예방하는 데 큰 도움을 준다.

신체 리듬을 회복하라. 자율신경의 균형을 이루기 위해서는 규칙적인 수면과 일상생활 리듬을 갖추기 위해 우선적으로 노력해야 한다. 수면과 생활 리듬이 일정하게 유지되어야 식사 시간과 오장의 운동도 리듬이 생기고, 일정한 바이오리듬이 생겨 자율신경의 밸런스 유지가 쉬워진다. 평소엔 굶었다가 한번에 폭식하는 습관도 나쁘지만, 평일에 못 잔 잠을 주말에 몰아서 자는 습관 또한 좋지 않다. 식사 시간, 식사량도 늘 일정 시각, 동일 분량으로 유지하고, 수면 시간과 수면량도 동일하게 유지하는 것이 자율신경의 균형을 회복하는 데 중요하다.

자율신경 기능 이상을 예방하는 생활 실천 TIP

과로를 피하라 신체적으로 지치면 교감신경이 쉽게 흥분하고 긴장하게 된다. 몸이 편안하고 활동 에너지가 충분하면 교감·부교감신경의 밸런스 활동이 원활해진다.

충분한 수면 시간을 확보하라 수면 시간이 절대적으로 부족하면 만성 피로가 쌓이게 되고, 교감신경이 쉽게 항진된다. 매일 일정한 수면 시간을 충분히 확보하면 컨디션을 쉽게 조절할 수 있고 자율신경의 밸런스를 유지하는 데 도움이 된다.

밤샘, 야간 근무, 야행성 생활을 피하라 직업적으로 주야간 교대 근무, 3교대 근무, 야간 근무를 하는 사람들의 자율신경 질병 확률은 그렇지 않은 사람에 비해 월등히 높다. 근무 형태를 주간 근무로 바꾸고, 야간 작업이나 주야간 교대 작업을 피하는 것이 치료에 도움이 된다. 게임이나 TV 시청으로 새벽까지 잠을 자지 않는 생활도 자율신경 균형을 깨뜨리는 결정적인 원인이 된다. 낮에 깨어 있고 밤에 자는 생활이 가장 좋다.

자율신경 기능 이상을 예방하는 음식

라벤더 라벤더 꽃잎을 뜨거운 물에 우려내어 수시로 마신다. 허브의 여왕이라 불리는 라벤더는 심신을 진정시키며 몸 전체의 신진대사를 향상시켜 스트레스, 두통, 불안, 불면증을 가라앉히는 데 효과가 있다.

대추 씨를 뺀 대추 4~5개를 잘게 썰어 물을 붓고 중간 불에 30분 정도 끓여내 수시로 마신다. 대추의 은은한 단맛은 체내에서 진정 작용을 하기 때문에 심장을 안정시켜 마음을 평안하게 하는 효과가 있다.

장미 80~90℃ 물에 장미꽃차 6g 정도를 넣어 우려 마신다. 빛깔만으로도 마음이 환해지는 장미꽃차는 기혈 소통을 돕고 숙면에도 도움을 주며, 피를 맑게 하는 효과가 있어 혈액순환에 좋다.

오미자 꿀차 정신적, 육체적으로 지쳐 있을 때 오미자 10g으로 차를 끓여 꿀을 조금 타서 마시면 회복에 도움이 된다. 오미자는 뇌를 자극하는 성분이 있어서 집중력이 떨어지거나 기억력이 감퇴하는 것을 회복시키고 유기산이 풍부해서 근육에 쌓이는 피로물질인 젖산을 분해해 신체적인 피로를 풀어준다.

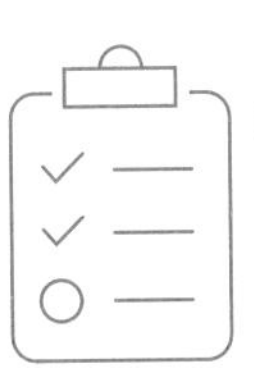

Self Check

당신은 화병?

- [ ] 가슴이 매우 답답한 적이 있다
- [ ] 숨이 막히거나 목, 명치에 뭉친 덩어리가 느껴진다
- [ ] 열이 치밀어 오르는 것을 느낀다
- [ ] 가슴이 심하게 두근거리거나 뛴다
- [ ] 입이나 목이 자주 마르다
- [ ] 두통이나 불면증에 시달린다
- [ ] 억울하고 분한 감정을 자주 느낀다
- [ ] 마음의 응어리나 한이 있는 것 같다
- [ ] 뚜렷한 이유 없이 화가 나거나 분노가 치민다
- [ ] 자주 두렵거나 깜짝깜짝 놀란다
- [ ] 자신의 모습이 초라하게 느껴진다
- [ ] 삶이 허무하게 느껴진 적이 있다

▸ 3가지 이상의 증상이 6개월간 지속되고 있으면 화병이다.

화는 제대로 푸는 것이 중요하다

화병火病

사례 대기업 임원인 B씨는 연말 임원 임기 만료를 앞두고 실적이 좋지 않아 불안하기만 하다. 경기 불황으로 감원 대상에 포함될 것 같기 때문이다. 게다가 대출을 받아 평수를 늘려 이사한 아파트는 하루가 다르게 값이 떨어지고 있다. 미국에 있는 아들의 유학비도 환율 때문에 엄청나게 오른 데다, 투자한 주식은 휴지 조각이 될 지경이라 하루하루가 지옥이다. 이런 고민 때문에 B씨는 가슴이 답답하면서 속에서 뜨거운 기운이 확 치밀어 올라 목이 꽉 막히는 증상에 시달렸다. 견디다 못해 그는 결국 한의원을 찾았다. 진찰 결과 여러 가지 스트레스가 단기간에 겹쳐서 누적되어 생긴 '화병'이었다.

최근 조사 결과에 따르면 직장인 5명 중 4명은 직장생활을 하면서 화병을 앓아본 적이 있다고 한다. 화병의 이유는 '직장 내 인간관계에 따른 갈등' '과다한 업무 스트레스' 때문이었다. '화병'을 호소하는 사람들의 공통점은 자신들이 스트레스를 받는 것조차, 또 화를 푸는 방법조차 모른다는 것이다.

화는 제대로 푸는 것이 중요하다. 계속 참기만 하거나 그때그때 폭발하는 것은 병을 자초하는 일이다. '화'를 보살피기 위한 방법을 찾아야 한다.

예전에는 40~50대 여성들이 너무 참고 살아 한恨이 쌓여서 화병이 생기는 사례가 많았던 반면에 요즘은 젊은 층에서 화병을 호소하는 사례가 많다.

스트레스로 인한 화火가 쌓이고 또 쌓이면서 기혈 순환이 울체(공기 따위가 막히거나 가득 참)되어 생기는 화병은 이제 남녀노소 구분 없이 누구에게나 발생하는 흔한 병이 되었다.

화병이 생기는 원인은 외부에서 받는 스트레스가 가장 크다. 그러므로 억울한 감정이 생기면 바로 표현을 하고, 그게 아니라면 상황을 스스로 이해하고 감정을 다스려야 한다. 그러지 못하고 화를 마음에 쌓아 두면 화병이 생긴다.

현대인의 화병은 주로 금전적인 문제, 가족 문제, 그리고 직장 내 업무에 대한 부담감, 인간관계 등에서 그 원인을 찾아볼 수 있다. 이렇게 생긴 화병 증상은 조금씩 천천히 드러나는 것이 아니라 갑자기 한꺼번에 터져 나온다. 그래서 불과 얼마 전까지도 별 스트레스 없이 일상생활을 잘하던 사람이 갑자기 폭발하는 경우를 주위에서 본 적이 있을 것이다.

주로 나타나는 증상은 '가슴이 두근거린다' '가슴이 답답하다' '얼굴이 화끈거리고 달아오른다' '항상 피로하다' '머리가 아프다' '잠이 잘 안 온다' '소화가 안 된다' '깜짝깜짝 놀란다' '원인 없이 불안하다' '어지럽다' 등이다.

여성의 경우는 변비나 생리 불순 또는 무월경 증상을 동반하기도 한다. 이처럼 화병은 그 자체도 견디기 힘든 증상이지만 더 심각한 문제는 심장에 이상이 없는 사람이더라도 가슴 통증이나 협심증, 심근경색, 중풍 등의 심혈관 질환으로 발전할 수 있다는 점이다. 화병이 심할 경우 심장이 멈춰 돌연사할 가능성도 있다.

'화', 제대로 풀어야 '병'이 되지 않는다. 화병을 예방하는 유일한 방법은 스스로 스트레스나 분노에 올바르게 대처할 수 있는 능력을 키우는 것이다.

먼저 억울함이나 분노를 느꼈을 때 자신은 주로 어떻게 반응하는지 생각해보자. 분노를 안으로 삭이는 유형은 몸에 당장 일어나는 변화는 눈에 띄지 않는다. 그러나 스트레스 호르몬이 대량 방출되어 신체 각 기관에 독毒으로 작용한다. 심리적으로도 피해의식, 한恨, 분노 등이 무의식 속에 남는다.

반대로 그때그때 분노를 쉽게 드러내는 유형은 당장의 화풀이로 분노를 해소할 수 있지만, 그로 인해 인간관계가 악화될 수 있고 심적 부담으로 남아 또 다른 스트레스의 원인이 된다. 또한 화를 내는 순간 심혈관계에 부담을 주어 혈압이 오르고, 교감신경이 자극되어 자율신경의 교란이 일어난다. 즉, 화는 제대로 푸는 것이 중요하지, 계속 참기만 해서도, 화가 날 때마다 폭발시켜도 병이 된다.

명상으로 화를 다스린다. 화를 다스리는 효과적인 방법 중 하나는 '명상'이다. 명상을 하면 신체 내의 혈관이 팽창되어 맥박수가 떨어지고, 호흡도 정상이 되면서 혈압은 자연히 낮아진다. 하루에 15분씩 두 번 명상하는 것은 잠을 2시간 자는 것과 같은 효과가 있다. 명상을 하는 동안 뇌는 심신을 안정시키는 항스트레스 물질인 '알파파'를 발산하는데, 이로써 의식이 있는 상태에서도 깊은 휴식을 취할 수 있다. 프랑스에서 명상수련센터 '플럼 빌리지Plum Village'를 운영하는 틱낫한釋一行 스님은 저서《화火》에서 다음과 같이 이야기한다.

"미국이 이라크를 응징할 때마다 이라크만이 아니라 미국도 고통을 당했다. 타인을 응징하는 것은 지혜로운 전략이 아니라는 것을 깨달아야 한다. 협의를 통해 서로의 '화'를 보살피기 위한 전략을 이끌어내야 한다."

틱낫한 스님의 '화' 다스리는 전략을 우리 모두 명심해야 할 것이다.

화병을 예방하는 생활 실천 TIP

음악을 가까이하자 음악은 과도한 스트레스 환경에서 자기 제어 능력을 키우는 데 효과가 있다. 최근 의학적·심리학적 치료법으로 음악이 널리 이용되는 이유는 음악이 환자의 심리적 스트레스를 완화하고 자아를 통합해 정서적 균형을 유지시키기 때문이다. 듣는 것보다 직접 연주하는 것이 더 효과가 높다는 연구 결과도 있다.

삼림욕을 하자 나무에서 발산되는 피톤치드phytoncide는 스트레스를 없애고 심신을 순화시켜주며, 숲속 계곡이나 물가에 많은 음이온은 몸의 자율신경을 조절하고 진정시키며 혈액순환을 돕는다.

화병을 예방하는 음식

멸치 멸치는 대표적인 칼슘 식품이다. 칼슘은 사람의 신경을 안정시키는 효과가 있다. 인체에 칼슘이 부족해지면 신경이 불안정해져서 불안, 초조, 우울증에 시달리기 쉽고 불면증까지 일으킨다. 그래서 칼슘을 적게 섭취하는 사람은 성향이 공격적이고 폭력적인 반면, 칼슘을 충분히 섭취하는 사람은 그 성품이 온화하다. 멸치에 함유된 칼슘은 혈액의 산성화를 막아주고 신경전달을 원활하게 해서 불안한 마음을 가라앉혀준다.

셀러리 셀러리는 피를 깨끗하게 하고 신경을 안정시켜서 흥분, 불안을 가라앉히는 효과가 있는 섬유질 식품이다. 과도한 정신노동으로 몸은 피곤한데 잠이 잘 오지 않을 때 셀러리를 먹으면 뇌신경 활동을 순조롭게 하고 피로를 풀어주는 항스트레스 효과를 볼 수 있다. 셀러리는 평소에 흥분을 잘 하고 작은 일에도 신경질을 잘 내는 사람에게 도움이 된다.

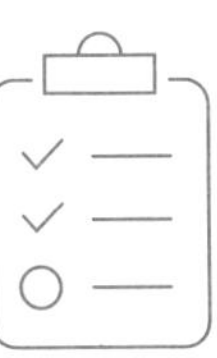

Self Check

당신은 공황장애?

- [ ] 갑자기 숨을 쉴 수가 없다
- [ ] 머리가 어지럽고 쓰러질 것 같다
- [ ] 맥박이 빨라지면서 가슴이 두근거리고 심하면 심장이 멎을 것 같다
- [ ] 까닭 없이 오한이 나거나 몸이 화끈거린다
- [ ] 손발이 저리거나 이상한 감각이 느껴진다
- [ ] 식은땀을 흘린다
- [ ] 질식할 것 같은 느낌이 든다
- [ ] 메스껍거나 속이 불편하다
- [ ] 주변의 것들이 비현실적으로 느껴진다
- [ ] 괜히 춥거나 덥다
- [ ] 가슴이 답답해서 불쾌하거나 아프다
- [ ] 죽음 또는 그에 상응하는 나쁜 일이 일어날 것 같은 공포가 밀려온다
- [ ] 자제력을 잃거나 미칠 것 같은 느낌이 든다

▸ 4가지 이상을 동시에 경험한 적이 있다면 공황장애를 의심해봐야 한다.

호흡을 가다듬어라

공황장애

사례 영업에 탁월한 능력을 인정받아 입사 동기들보다 승진이 빨랐던 S과장. 몇 년간의 업무 실적에 자신이 있었기 때문에 다음 승진의 기대가 컸다. 그러나 자신보다 늦게 입사한 유학파 B과장이 부장 발령을 받아 크게 낙심했다. 그날 이후 S과장은 운전하는데 갑자기 심장이 두근거리고 호흡이 가빠지면서 가슴이 답답하고 온몸에 식은땀이 흐르면서 눈앞이 캄캄해지는 일을 겪었다. 곧장 다양한 검사를 받았지만 아무 이상이 없다는 결과만 얻고 다음 날 퇴원했다. S과장은 그날 이후 혼자 운전하는 것이 두려워 지하철이나 버스 등 대중교통을 이용했는데, 지하철 안에서 똑같은 일이 벌어졌다. 이 증상이 언제 발생할지, 또 언제 시작될지 알 수가 없었던 S과장은 매일 불안해하다 신경과 진찰을 받았는데 스트레스로 인한 '공황증'이라는 진단을 받았다.

운전 중, 쇼핑 중, 근무 또는 평상시 활동 중에 갑자기 심장 발작과 유사한 증상(심장박동 증가, 현기증, 숨 막힘, 가슴 통증, 식은땀, 가슴이 답답하고 조여오고 질식할 것 같은 느낌)과 함께 극심한 공포감을 경험하는 것을 '공황장애 발작'이라 한다. 이 발작은 말로 표현하기 어려운 위기감과 심한 불안감, 그리고 극도의 공포감을 느끼기 때문에 아무리 간 큰 사람이라도 그냥 참고 견딜 만한 증상이 아니다. 누구라도 이런 상황에는 위협감을 느껴 즉시 병원 응급실이나 안전한 곳으로 가야 한다는 강박적인 충동에 사로잡힌다.

실제로 공황장애 발작이 생기면 원하든 원치 않든 응급실에 실려 가는 일이 되풀이된다. 주위 사람이 볼 때는 영락없는 심장마비로 보이기 때문이다. 미국의 경우 심장병 전문 클리닉에 응급 후송된 환자의 59퍼센트가 공황장애 환자라는 조사 결과가 있을 정도다. 우리나라의 경우, 10개월간 모 대학병원 심장센터를 방문한 흉통 환자 5명 중 1명이 심장 질환이 아닌 정신 증상으로 인한 흉통인 것으로 조사되었는데 그 대부분도 공황장애 환자였다(2004년 조사 결과).

공황장애의 실체가 드러난 것은 불과 10여 년밖에 안 되지만 병으로 인식되면서부터 정신과 환자의 30~40퍼센트 정도를 차지할 정도로 많은 사람이 '공황장애'를 겪고 있다. 국내에는 60~150만 명의 환자가 있는 것으로 추정되며 여자가 남자보다 2~3배 더 많고, 10대 후반에서 20대 초반에게 가장 많이 발병하지만 어느 연령대에서나 나타날 수 있는 병이다.

공황장애가 일어나는 과정은 마치 불이 나지도 않았는데 화재를 감지하는 화재경보기가 제멋대로 작동하는 것과 같은 이치다. 인체에 위기가 생기면 뇌에서 자율신경계를 흥분시켜 몸에 경고 메시지를 보내게 되는데, 이 시스템이 고장이 나면 사소한 자극에도 신경계가 흥분하고 몸이 과도하게 반응하는 것이다. 평소에 스트레스와 과로가 누적된 경우 이 시스템이 고장 나기 쉽다.

공황장애의 원인이 되는 스트레스 유형은 매우 다양하다. 남자는 경제적인 실패, 가까운 친지의 죽음, 직장 내 갈등이 많고, 여자는 부부 싸움이나 고부간의 갈등 등 가정 내 문제가 많다.

우선 이 병은 몸의 병과 마음의 병을 함께 치료하는 것이 기본이다. 한방에서는 청심안신(淸心安神 : 심장에 머물러 있는 열을 진정시키고 보강해주며 정신을 안정시킴)의 효과가 있는 한약을 처방하거나 기혈의 순환을 돕는 순환 약침 등을 통해 공황장애의 위급한 증상을 먼저 다스리고, 자율신경의 밸런스를 조절하는 원인 치료를 한 후 재발이 잦은 공황장애의 특성을 감안해서 재발이 되지 않도록 체질을 개선하는 치료로 마무리한다. 심하지 않은 증상의 경우 1~3개월 정도의 치료로 90퍼센트 이상의 환자들이 위급한 증상은 피할 수 있어 일상생활에 불편이 없을 정도로 결과가 좋다. 이외에도 심장을 진정시키고 심화心火를 내리는 데 많이 사용하는 귀비탕歸脾湯이나 안신탕安神湯 등을 활용하기도 한다.

호흡을 가다듬어라. 공황장애 환자의 50~60퍼센트는 발작이 있을 때 과호흡 증상을 보인다. 심장박동이 빨라지고 호흡도 빨라져서 금방이라도 숨이 막힐 것 같은 증상이다. 이럴 때는 옷의 단추를 풀고 느슨한 차림으로 의자에 편안하게 앉아 배 속까지 깊이 그리고 아주 천천히 호흡을 하라. 그리고 숨을 들이쉴 때 속으로 '하나'를 세고, 숨을 내쉬면서 '편안하다'고 주문을 외운다. 또 숨을 들이쉬면서 '둘', 내쉬면서 '편안하다' …… 이렇게 열까지 세고 열부터 다시 거꾸로 세면서 호흡을 가다듬어라.

공황장애를 치료하고 예방하는 생활 실천 TIP

상황에 익숙해져라 공황장애가 나타날 것만 같은 감각에 반복적으로 노출시켜 상황에 익숙해지도록 만들어라. 몸의 감각이 지나치게 예민하게 반응하는 것을 교정하는 것이 가능하다. 호흡을 가다듬고 상황에 조금씩 담담하게 대처하면 위급한 상황으로 몰고 가지 않을 수 있다는 자신감도 붙는다.

미리 걱정하지 마라 자신이 가지고 있는 병의 성격과 증상을 제대로 파악하고 공황장애 증상은 불안 심리에 따른 자연스러운 반응이라서 심장마비와는 달리 갑자기 죽는 일은 없다는 것을 늘 명심하고, 자신감을 갖자.

자신만의 긴장 이완법을 개발하라 공황장애 증상이 시작되려 하거나 극도의 스트레스를 받았을 때 불안감을 완화할 수 있는 자신만의 긴장 이완법을 개발하는 것이 중요하다. 손등을 박자에 맞춰서 톡톡톡톡 치면서 그 박자에 맞춰 호흡을 길게 하는 등 자신만의 긴장 이완법을 개발하면 위급한 상황을 피할 수 있다.

충분한 영양 섭취와 숙면을 취하라 컨디션이 나쁠 때 증상이 심해진다는 것을 명심하라. 좋은 컨디션을 유지하기 위해서는 충분한 영양을 섭취하고 잠을 충분히 자야 한다.

삼가야 할 것들 격렬한 운동은 삼가고 더운 날 햇볕을 오래 쬐면서 장시간 걸어 다니거나, 사람 많고 밀폐된 공간(백화점, 영화관, 지하철 등)은 가지 않는 것이 좋다. 카페인 음료나 술을 마시는 것은 교감신경을 흥분시킬 수 있으므로 삼가는 것이 좋다. 또 사우나실에 오래 앉아 있거나 욕실 창문을 완전히 닫아놓고 더운물로 샤워하거나 맵고 뜨거운 음식을 자주 먹는 것도 삼가는 것이 좋다. 공황 발작은 하루 중에 아침에 증상이 가장 심하기 때문에 아침 시간에 중요한 일정을 해내야 하는 압박감이 생기지 않도록 스케줄 조정을 미리미리 하는 것이 좋다. 증상이 심할 때는 잠시 출근을 미루고 집에서 쉬는 편이 더 낫다.

공황장애를 예방하는 음식

대추·산조인차 가슴이 두근거리고 잠을 도저히 잘 수 없을 때 씨를 뺀 대추 4~5개를 잘게 썰어 강한 불에 살짝 볶은 산조인에 넣고, 물을 부어 중간 불에 30분 정도 끓여내 수시로 마시면 효과가 있다. 대추는 심장을 안정시켜 마음을 평안하게 하는 효과가 있고, 산조인(멧대추씨)은 불면증에 효과가 있어 공황장애 증상이 심하지 않을 때 물 대신 자주 마시면 증상이 가라앉는다.

녹색 잎채소 시금치, 케일, 취나물, 곰취 등의 녹색 잎채소에는 엽산이 풍부한데, 이 성분은 뇌 신경전달물질인 도파민dopamine을 생산해서 진정 작용을 하는 데 도움이 된다.

씨앗류 호박씨, 해바라기씨 등의 씨앗류에는 마그네슘이 풍부하다. 마그네슘은 피로감을 이겨내도록 하는 힘이 있을 뿐 아니라 예민한 감정을 누그러뜨리고, 편안하게 만들어준다.

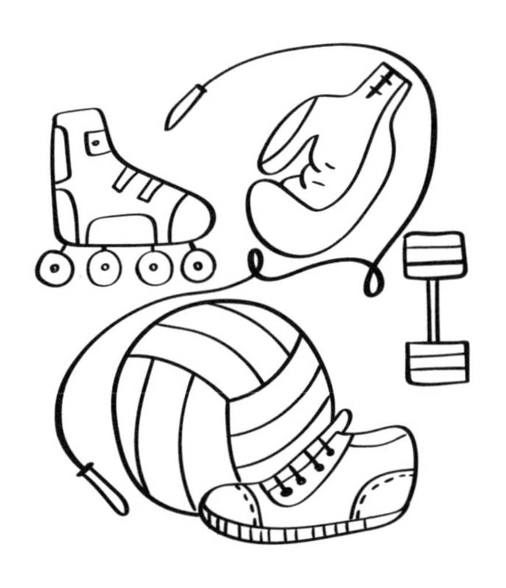

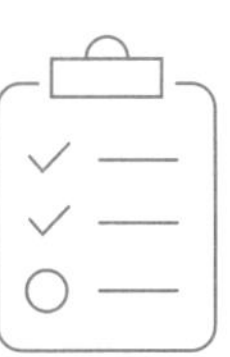

Self Check

당신은 우울증?

- [ ] 이유 없이 자꾸 슬퍼진다
- [ ] 스스로 실패자라는 생각이 든다
- [ ] 앞날에 대해 비관적이다
- [ ] 일상생활에 만족하지 못한다
- [ ] 죄책감을 자주 느낀다
- [ ] 벌 받고 있다는 생각이 든다
- [ ] 나 자신이 실망스럽다
- [ ] 다른 사람보다 못하다는 생각이 든다
- [ ] 자살을 생각한 적이 있다
- [ ] 평소보다 많이 운다
- [ ] 평소보다 화를 더 많이 낸다
- [ ] 다른 사람들에게 관심이 없다
- [ ] 일할 의욕이 없다
- [ ] 평소처럼 잠을 자지 못한다
- [ ] 쉽게 피곤해진다
- [ ] 식욕이 떨어진다
- [ ] 몸무게가 줄었다
- [ ] 건강에 자신감이 없어졌다
- [ ] 성생활에 대한 관심을 잃었다
- [ ] 집중력이 떨어지고 결정을 못 내린다
- [ ] 내 모습이 추하게 느껴진다

▶ 최소 10가지 이상의 증상이 있으면 우울증 가능성이 있으니 전문의와의 상담이 필요하다.

운동에 미쳐라

우울증

사례 S기업에 근무하는 L대리(30대 남)는 회사를 옮긴 지 6개월이 되었는데, 업무 능력에 따른 연봉제여서 회사 동료들과의 경쟁이 심했다. 직장 동료와 선후배에게 속마음을 털어놓고 이야기할 수 없다는 것이 견딜 수 없이 외롭고 우울했다. L대리는 점점 집중력이 떨어지고, 모든 활동에 흥미를 잃고, 결정을 쉽게 내리지 못해 무슨 일이든 망설이게 되었다. 이어 만성 두통, 변비, 소화불량 같은 신체적인 증상까지 생겼다. 피로가 쌓여서 그런 것일 뿐이라고 생각하고 가벼운 마음으로 병원을 찾은 L대리는 '스트레스성 우울증'을 진단받았다.

우울증이 있는 사람의 하루는 참 길다. 신나게 일해야 하루가 잘 지나갈 텐데, 아무런 의욕이 없으니 하루가 십 년처럼 느껴진다. 이런 사람은 지금 하는 일이 전혀 즐겁지도 않다. 일하는 중에 가슴이 답답하고 저절로 한숨이 나서 일에 집중하기도 힘들고 짜증이 난다. 초조함, 공허함, 불안감, 절망감, 무기력함이 종일 가슴속에서 교차하며 자신이 무가치하게 느껴지고, 밤에도 자다가 자주 깨니 늘 피곤하다. 입맛은 떨어져 소화는 안 되고 자연스레 체중이 쑥 빠진다. 심하면 괜한 피해의식과 이유 없는 죄의식에 사로잡혀 죽고 싶다는 생각이 들기까지 한다. 이런 증상은 일시적으로 나타났다 금방 좋아지기도 하지만, 주기적으로 재발하는 경우가 많다.

우울증은 슬프다고 느끼는 것이 아니라 아무 감정도 생기지 않는 병이다. L대리처럼 의욕, 관심, 성욕, 식욕, 수면 리듬 등의 생리적인 욕구가 줄어들거나 아예 없어진다. 조직생활을 하다 보면 다양한 인간관계로 갈등이 생기기 마련이지만, 모든 사람이 L대리처럼 우울증을 앓지는 않는다.

우울증은 그 자체만으로도 심각한 병이다. 초조, 후회, 죄책감, 절망감, 우울한 망상은 심한 경우 자살이라는 극단적인 선택으로 이어질 수도 있다. 실제로 우울증 환자 3명 가운데 2명은 자살을 생각하고, 그중 10~15퍼센트는 자살을 시도한다는 통계가 있다. 우울증은 겪어보지 않은 사람은 이해하기 힘들 정도로 스스로를 멍들게 하는 못된 병이다.

게다가 증상 초기 때는 병원을 찾지 않다가 증상이 심해지면 병원을 찾아 치료를 받는데, 초기 증상이 시작된 이후 병원을 찾는 데까지 걸리는 기간이 평균 3년이다. 아주 심해지기 전까지는 주위 사람들도 모르기 쉽고, 알아도 치료를 요하는 병이라 생각하지 않기 때문이다.

우울증은 심리적인 스트레스 외에도 뇌 속의 노르에피네프린norepinephrine과 세로토닌serotonin이라는 신경전달물질이 부족하거나 부조화를 이룰 때 발생한다. 그리고 남녀 호르몬 분비가 우울증을 악화시키는 요인이 되기도 한다.

우울증 환자는 여성이 남성보다 훨씬 많고, 자살 시도도 여성이 더 많지만 정작 자살로 이르는 극단적인 경우는 남성이 훨씬 많다. 남성은 대화나 치료로 극복하기보다는 우울증을 인정하지 않거나 술에 의존하는 행동으로 병을 덮어두려 하는 경향이 있기 때문이다.

여성이 남성보다 우울증이 잘 생기는 이유는 월경, 임신, 출산 등 여성호르몬의 변화를 심하게 겪고, 남성에 비해 스트레스에 소극적으로 대처하기 때문이다. 여성의 우울증은 우울 증상 외에 초조, 걱정, 건강염려증, 후회, 죄책감, 절망감, 편집성 성향, 우울 망상이 뚜렷하게 나타나서 주위 사람들도 느낄 정도로 표가 많이 난다. 특히 성격이 강박적이면서 양심적이고, 융통성이 적으면서 책임감이 강하고, 급하면서 예민한 여성이 우울증을 앓고 있을 확률이 높다.

남성호르몬인 테스토스테론testosterone은 다른 계절보다 가을에 더 많이 분비되기 때문에 가을은 남성들이 감정적인 변화를 쉽게 느껴 일시적인 '가을 우울증'에 걸리기 쉬운 계절이다. 그리고 테스토스테론이 줄어드는 중년기에 외부적인 스트레스가 겹치면 '중년 우울증'이 생기기도 한다. 중년 남성의 우울증은 대체로 삶에 대한 회의와 자신에 대한 무가치감, 세상과 자신에 대한 부정적 생각들, 혹은 외부 대상에게 표출하지 못하는 분노를 자신에게 돌릴 때 나타나는 증상이다. 성공 압박감이나 승진, 명퇴 불안감 등도 주된 원인이다. 뿐만 아니라 성욕이 떨어지면서 성생활에 장애가 오고 남성으로의 자신감도 결여되는 갱년기 남성이라면 더욱 우울증이 심각하게 나타난다.

한방에서는 우울 증상을 여섯 가지 울증[鬱症: 기울(氣鬱), 습울(濕鬱), 열울(熱鬱), 담울(痰鬱), 혈울(血鬱), 식울(食鬱)]으로 나누어 진단해 각 우울증이 가슴속에 쌓여 있지 않도록 흩어버리게 하는 '개울開鬱 해울解鬱'로 치료하는데 침, 뜸, 한약, 추나요법推拏療法 그리고 심리상담 등의 다양한 방법을 사용한다.

운동에 미쳐라. 운동을 하면 엔도르핀endorphin이 생긴다. 그리고 신체를 안정시켜주고, 스트레스를 받을 때도 신체가 제 기능을 할 수 있도록 도와준다. 운동은 우울증과 걱정, 불안 등을 해소하는 데 도움이 된다. 운동은 사람에게 행복감을 가져다주는 최고의 약이다. 마음과 육체는 하나로 연결되어 있다. 마음에 병이 들면 육체도 쇠약해지는 법이고, 육체가 건강하면 마음도 균형을 찾게 된다. 우울증은 심각한 수준이 아니라면 대부분 운동으로 극복이 가능하다.

우울증을 예방하는 생활 실천 TIP

걸어라 걷기가 정신 건강에 좋은 이유는 걸으면 신경조직을 적절히 자극해 엔도르핀이 점점 증가하고, 감정을 조절하는 세로토닌, 노르에피네프린 등도 많아져서 정신적으로 좋은 영향을 미치기 때문이다. 한 연구에서 우울증 환자에게 항우울제를 단독으로 투여했을 때보다 걷기와 달리기를 하면서 항우울제를 투여했을 때의 치료 효과가 더 높았다고 한다. 생체 리듬이 조화로워지면서 스트레스와 연관된 호르몬의 분비가 안정되어 감정 조절이 쉬워진다.

자전거를 타라 자전거 하이킹은 심폐지구력 발달, 다이어트, 하체 근력 강화와 같이 신체적으로 좋은 효과도 있지만 무엇보다 큰 효과는 정신적인 행복감을 얻을 수 있다는 것이다. 온몸으로 바람을 맞으면서 아무런 잡념 없이 달리다 보면, 어느새 몸과 마음이 행복감에 충만해질 것이다. 주말엔 차에 자전거를 싣고 한적한 곳으로 나가보자. 자전거를 타면서 마음껏 새로운 기분을 느끼고 집에 돌아오면 우울증도 싹 달아난다.

우울증을 예방하는 음식

대추 대추의 은은한 단맛은 체내에서 진정 작용을 해 불안증, 우울증, 스트레스는 물론 불면증까지 해소해준다. 특히 불면증에 시달리는 사람이라면 대추에 파의 흰 뿌리를 넣어 끓여 마시면 더욱 효과적이다. 또한 여성이 신경이 날카롭고 히스테리가 있을 때, 대추 10개와 감초를 조금 물에 달여서 마시면 신경질이 없어지고 마음이 편안해진다.

라벤더 '허브의 여왕'이라 불리는 라벤더는 심신을 진정시키며 몸 전체의 신진대사를 향상시켜 스트레스, 두통, 불안, 불면증을 가라앉히는 효과가 뛰어나다. 라벤더 잎을 끓여 차茶로 마시면서 상쾌한 냄새를 맡으면 우울한 마음까지 상쾌해진다. 스트레스로 인해 머리가 지끈거리는 통증도 라벤더 오일을 맡으면 없어진다.

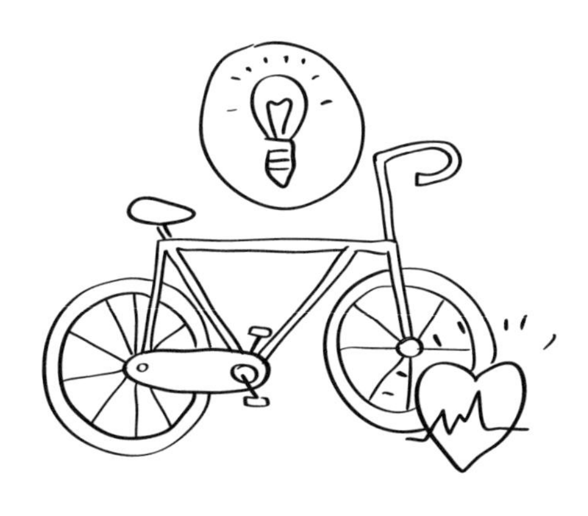

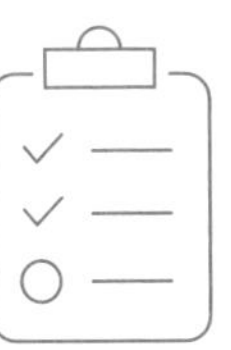

Self Check

당신은 불면증?

- ☐ 잠들기 어렵다
- ☐ 잠드는 데 1시간 이상 걸린다
- ☐ 자는 동안 세 번 이상 깬다
- ☐ 깨고 난 후 다시 잠드는 데 오랜 시간이 걸린다
- ☐ 이른 새벽에 잠에서 깬다
- ☐ 잠들기 전 숙면을 할 수 있을지 초조하다
- ☐ 잠들기 위해 술을 마신다
- ☐ 누워 있을 때 불안하거나 다리에 가벼운 경련을 느낀다
- ☐ 아침에 일어나기가 어렵다
- ☐ 잠을 자고 나서도 여전히 피로가 풀리지 않는 느낌이 든다
- ☐ 잠을 자도 상쾌하지 못하다
- ☐ 잠자리에 있는 시간은 충분했는데도 필요한 만큼 오랫동안 자지 못했다
- ☐ 잠을 자도 낮에 피로하다

▸ 최근 4주 동안 2가지 이상의 증상이 있다면 불면증을 의심해봐야 한다.

억지로 자려고 하지 마라

불면증

사례 대사관에서 사무관으로 10년째 일하고 있는 C씨. 이번에 새로 부임한 상사와 업무상 부딪히는 일이 잦아지면서 견디기 힘든 날이 계속되더니 언제부터인가 잠을 자다 깨는 일이 하룻밤에 대여섯 번, 새벽에 잠에서 깨어 잠을 못 이루는 일도 일주일에 두세 번이 되었다. 잠을 제대로 자지 못해 낮엔 너무 피곤했고, 막상 해가 지면 잠잘 일이 까마득해서 밤이 두렵기까지 했다. 수면제를 먹어도 눈이 멀뚱멀뚱하고 몸을 뒤척이며 밤을 하얗게 지새우게 되는 날이 많아졌다. 신경정신과에서 처방받은 수면제를 안 먹자니 불안하고, 계속 먹자니 점점 증상이 심해져서 미칠 것만 같았다.

현대인들이 잠을 제대로 못 자는 주된 원인은 스트레스다. 직장생활을 하다 보면 C씨처럼 상사나 동료와의 관계 악화로 인한 스트레스 때문에 심각한 불면증이 생기는 경우를 직접 경험하거나 주위에서 볼 수 있을 것이다. 그 외에도 미래에 대한 걱정이나 사업 실패, 또는 대인관계 스트레스, 업무 스트레스 등 정도의 차이나 개인적 기질의 차이는 있지만 스트레스가 계속 쌓이고 반복되면 불면증에 이르기 쉽다.

대부분 걱정거리가 있을 때 한두 번 잠을 설쳐본 경험이 있을 것이다. 하지만 오랜 기간 밤마다 뜬눈으로 지새워야 할 정도면 그 고통은 이루 말할 수 없다. 4주 이상 지속적으로 잠을 제대로 자지 못했다면 당신은 만성 불면증이다. 오랜 기간 불면증이 계속되면 활동 시간인 낮에는 피곤하고, 졸리고, 집중력이 떨어지고, 판단력도 흐려질 뿐만 아니라 호흡 장애나 근육 질환 등 신체적인 문제로까지 이어진다.

'잠'은 과열 상태에 놓인 뇌를 쉬게 해주고, 또 뇌의 피로를 말끔히 씻어주는 황금 같은 휴식 시간이다. '얕은 잠을 자면서 꿈을 꾸는 시간'은 정신적인 갈등이 해소되는 시간이라, 이때 뇌혈류가 증가하고 신경 발달이 촉진된다.

반면 '꿈을 꾸지 않는 깊은 잠을 자는 시간'은 신체 에너지를 보충하는 때여서 이 시간에 신체는 근육이 편히 이완되고, 실제로 '뮤라밀 펩타이드muramyl peptide'라는 면역 증강 물질이 분비되어 신체 면역을 증강시킨다. 실제로 잠을 충분히 자는 사람이 감기에 잘 안 걸리는 건강 체질이 많다.

불면증엔 여러 유형이 있다. 대표적으로 잠들기가 힘든 유형, 잘 깨거나 꿈이 많아 깊이 잠들지 못하는 유형, 아침 일찍 깨서 다시 잠들지 못하는 유형, 이들 세 가지가 복합되어 나타나는 유형이다.

한방에서는 불면증의 원인을 음양의 균형이 깨진 것에서 찾는다. 음양의 원리로 잠이 드는 과정을 살펴보면 낮에 활동하던 양기陽氣가 밤이 되면 음의 기운 속으로 들어가 합쳐지는 것으로 본다. 그래서 음기陰氣가 부족하면 부족한 음기만큼의 짝이 되는 양기는 갈 곳을 모르고 헤매다가 정신을 산란하게 만들어 꿈을 꾸게 하고 불안, 초조, 불면증을 생기게 하는 것이다. 음기는 혈기血氣와도 통하는데 수술 중 피血를 많이 소모한 환자들은 음기가 절대적으로 부족하기 때문에 불면증이 생긴다. 이럴 때는 소화 능력에 맞춰 당귀當歸, 산조인酸棗仁 등과 같은 보음보혈補陰補血 약을 쓰면 음양의 균형이 이뤄져 불면증이 사라진다.

그렇다면 불면증은 어떻게 치료해야 할까?

'불면증 치료' 하면 생각나는 것이 바로 수면제다. 하지만 수면제는 억지로 잠에 빠지게 하는 임시방편일 뿐 치료의 역할은 하지 못한다. 습관적으로 복용하면 의존성, 내성과 같은 부작용이 나타날 수도 있다. 불면증엔 약보다는 긍정적인 생각과 여유가 필요하다. 양방에서 불면증 치료에 수면제나 수면유도제를 처방하는 것과는 달리, 한방에서는 한약과 침, 뜸을 사용해서 머리 위로 떠 있는 화火를 아래로 끌어내리는 근본적인 처치를 한다. 자연스럽게 잠이 들 수 있도록 유도하는 것이다.

처방 또한 걱정이나 스트레스가 많아서 가슴속에 기가 꽁하게 막힌 경우는 가슴속의 기운을 풀어서 시원하게 해주는 귀비탕歸脾湯 계통의 처방을, 갑작스러운 환경 변화로 정신적인 충격을 받아 잠이 오지 않는 경우는 온담탕溫膽湯 계통의 처방을, 피로 누적으로 피로 회복 기능이 마비되면서 생긴 불면증은 대보탕大補湯 계통의 처방을 사용해서 치료한다.

억지로 자려고 하지 마라. 불면증이 있는 사람은 잠잘 시간이 다가올수록 불안감을 느낀다. 오늘 잠을 못 자면 내일 일을 할 때 문제가 생길 것이라는 불안감이 크기 때문이다. 그리고 이런 걱정은 악순환을 낳는다. '오늘 밤부터는 잘 잘 수 있을 거야'라고 생각하기보다는 '오늘 밤에도 못 자면 어쩌지'라고 고민하면서 스스로 불면증을 키운다. 이런 생각과 행동들은 뇌를 각성시켜 자연스럽게 잠드는 일을 방해한다. 억지로 자려고 애쓸 필요는 없다.

잠이 안 올 때는 일어나 앉아서 머릿속에 복잡하게 얽힌 생각을 종이에 모두 적어보자. 잡념을 종이에 옮겨놓고 나면, 머리가 가벼워져 고민 없이 잠들 수 있다.

불면증을 예방하는 생활 실천 TIP

자기 전에 샤워하기 잠자기 전에 20분 정도 따뜻한 샤워를 하면 자율신경이 교감신경(긴장 상태)에서 부교감신경(이완 상태)으로 바뀌면서 마음이 차분해져 뇌 긴장도 풀어진다. 이외에도 정기적으로 저녁에 이완 요법(명상, 근육이완, 복식호흡법) 등을 시도한다.

독서하기 낮에 있었던 복잡한 일은 잊어버리고 잠자리에 눕는 것이 좋다. 잠이 안 와서 초조하거나 화가 날 때는 억지로 자려 하지 말고 책을 읽거나 다른 무언가를 시도해보자.

불면증을 예방하는 음식

산조인차酸棗仁茶 멧대추나무의 성숙한 종자를 건조한 것으로 약간 볶아서 사용한다(너무 볶으면 약효가 떨어진다). 심장心臟을 편하게 하는 작용이 있어 숙면이 힘든 사람, 불면증이 심한 사람, 마음이 불안하고 잘 놀라는 사람에게 많이 쓰이는 약재다. 볶은 산조인 30g 정도에 물을 붓고 다려 서너 번에 나누어 마신다.

용안육차龍眼肉茶 용안육은 원육元肉이라고도 하며, 용안육나무의 과육果肉을 건조한 것이다. 맛이 달아서 먹기도 좋다. 심장을 안심시키고 혈액을 보강하는 작용이 있으니 머릿속이 복잡하고 생각이 많아서 잠이 안 올 때 복용하면 좋다. 불면증 외에도 꿈을 많이 꾸거나, 건망증, 가슴 두근거림 등의 질환에도 복용하면 좋다. 용안육 30g 정도에 물을 붓고 다려 서너 번에 나누어 마신다.

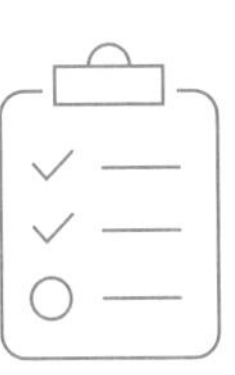

Self Check

당신은 스트레스성 두통?

- [ ] 관자놀이 부근이 욱신욱신 맥박 뛰듯이 아프다
- [ ] 머리가 꽉 조이는 것처럼 아프다
- [ ] 통증이 장시간 계속된다
- [ ] 저녁이 되면 유독 머리가 아프다
- [ ] 주말에 두통이 자주 나타난다
- [ ] 두통 전에 졸음이나 불안감이 밀려온다
- [ ] 월 1~2회 또는 주 2~3회 정도 일정 기간 머리에 강한 통증이 느껴진다
- [ ] 갑자기 온도 변화가 심할 때 머리가 아프다
- [ ] 꼼짝 않고 누워 있어야 할 정도로 머리가 아프다
- [ ] 두통으로 인해 토할 것 같은 경우가 있다

▸ 3가지 이상이 해당될 경우 전문의와의 상담이 필요하다.

두통, 수면이 답이다

스트레스성 두통

사례 IT 업종에 종사하는 K양은 지인의 소개로 중소기업에 입사했다. 급여는 많지 않았지만 근무 시간이나 기타 여건은 만족할 만한 수준. 그러나 K양이 회사생활을 유지하는 데 문제가 생겼다. 직속 상관이 회사 회장의 조카로, 업무 능력도 없으면서 거드름만 피우고 안하무인인 데다 직원을 야단칠 때는 수치심을 자극하는 말도 예사로 했다. K양의 회사생활은 직속 상관의 기분에 따라 맑았다 흐렸다를 반복했는데, 어느 날부터인가 K양은 머리에 가시 왕관을 둘러쓴 것처럼 쑤시고 꽉 조이면서 아프고 눈을 뜨고 있기도 힘들어졌다. 병원에서 여러 가지 검사를 받은 결과 '스트레스성 두통'이라는 진단을 받은 그녀는 직장 상사에게서 받은 스트레스를 참느라 생긴 증상이라고 판단, 회사에 사표를 제출했다.

머리 아픈 것만큼 참기 어려운 고통은 없다. 사람 몸 중에 머리가 모든 것을 지시하기 때문에 이 지시 체계에 고통이 따르면 모든 일이 힘들다. '머리 아프다'는 증상은 다양하게 표현된다. 띵하다, 깨질 듯 아프다, 어지러우면서 아프다, 속이 울렁거리며 아프다, 눈이 빠질 것 같다, 골이 앞으로 쏟아질 것 같다, 머릿속을 송곳으로 찌르는 것처럼 아프다, 귀와 잇몸이 시리고 아프다 등등 말이다. 그러나 두통 그 자체는 병이 아닌 증상이다. 여러 가지 다양한 원인 때문에 생기는 불편한 현상이다. 그러므로 당장 통증을 없애는 것도 중요하지만 그 원인을 찾아 뿌리부터 치료하는 것이 중요하다.

당신에게 심한 두통이 주기적으로 있다면 크게 세 가지 원인을 생각해보면 틀림없다. 첫째 뇌종양, 뇌혈관 등의 뇌 속의 문제, 둘째 혈압, 소화 장애, 감기 등의 오장육부 질환의 문제, 마지막 셋째 스트레스와 같은 마음의 문제다. 뇌와 오장육부 질환이 원인인 경우는 정밀검사를 통해 확인이 가능하지만 마음의 문제는 확인이 어렵다. 아무리 검사를 해봐도 원인을 알 수 없는 두통인 경우, 스트레스로 인한 긴장성 두통 또는 편두통일 가능성이 높다.

스트레스성 두통은 신경을 많이 쓰거나 스트레스가 심할 때 생기는데, 특히 20~40대 여자에게 잘 생긴다. 주로 관자놀이와 목덜미, 머리 뒤쪽, 어깨 등이 뻐근하고 조이거나 쑤시며, 식욕 부진, 조바심, 밝은 불빛에 대한 예민한 반응, 어지럼증 등이 나타난다.

심리적인 스트레스가 심한 기간에는 두통의 정도가 심해 아침에는 편안하다가도 오후가 되면 구토 증상이 나타나기도 한다. '한쪽 머리가 아프다'는 뜻의 편두통偏頭痛은 눈앞이 아른거리고 시야가 흐려지는 전조 현상이 10~20분간 지속되다가 두통이 맥박이 뛰는 것처럼 늘어나고, 메스꺼움, 구토, 어지럼증 등의 증상이 나타나는데 이 또한 과로나 스트레스가 원인이다.

만약 당신에게 오랫동안 어떤 형태로든 주기적으로 두통이 있다면, 무작정 참거나 진통제에만 의존하지 마라. 진통제를 복용해서 머리 아픈 증상이 사라졌다고 해도 통증이 느껴지지 않는 것일 뿐, 근본적인 원인은 여전히 남아 있기 때문이다.

두통이 있을 경우 진통제에 의존해 그때마다 상황을 넘길 수 있지만, 이런 약물에 대한 의존이 반복되면 약효는 점점 떨어지고 만성 두통으로 발전할 가능성이 높다.

만약 스트레스성 두통으로 고민하고 있다면 주저 말고 당장 침 치료를 받아보길 권한다. 침을 맞으면 경직된 두피 근육과 목덜미의 근육이 풀리고, 심한 통증 때문에 수축했던 혈관을 자극해서 혈액순환이 순조로워진다. 침을 맞은 후에 마술이 아닐까 생각될 정도로 통증이 없어진다.

그러나 두통이 생긴 궁극적인 원인이 스트레스를 풀지 못한 것에 있다는 점을 잊지 마라. 한약 처방 중에 예민하게 날이 서 있는 감정을 누그러뜨려서 마음과 몸을 편하게 만들어주는 것들이 있다. 한의사의 도움을 받아 이런 약재들을 복용하면 미워서 꼴도 보기 싫었던 사람이 있었더라도 그럭저럭 밉지 않게 느껴질 것이다.

스트레스를 효과적으로 풀려면 자신이 현재 스트레스에 어떤 방식으로 대처하는지 살펴보는 것이 우선이다. 스트레스를 받으면 쉽게 좌절하고 미리 겁먹지는 않는지, 엉뚱한 곳에 화풀이하는 것은 아닌지, 짜증을 잘 내서 주위 사람과의 관계를 악화시키는 것은 아닌지, 음식으로, 술로, 줄담배로 몸에 스트레스를 더 쌓는 것은 아닌지 살펴보고 그것부터 고쳐야 한다. 스트레스성 두통은 과도한 스트레스 외에도 수면 부족, 피로, 금식, 음주 등에 의해 악화되기 때문이다.

충분히 잠을 자라. 머리가 아플 때는 무엇보다도 규칙적인 생활이 중요하다. 그리고 충분히 잠을 자야 한다. 머리 아플 때 충분히 잠만 자도 낫는 경우가 많다. 그만큼 두통은 수면에 크게 영향을 받는다.

스트레스성 두통을 예방하는 생활 실천 TIP

아침 식사를 거르지 마라 아침 시간에 뇌에 영양을 충분히 공급함으로써 두통을 예방할 수 있다.

그 외 – 근육의 긴장을 풀기 위해 퇴근 후 따뜻한 물로 목욕을 한다.
– 모든 책임을 혼자 지려 하지 말고 나눌 줄 알아야 한다.
– 할 수 없는 일은 NO라고 이야기한다.
– 완벽을 추구하지 마라.
– 때로는 조용한 공간에서의 명상도 도움이 된다.

스트레스성 두통을 예방하는 음식

국화차 스트레스로 두통이 심할 때는 들국화(한약재 시장에 가면 '감국'이라는 약재명으로 판매) 끓인 물을 차로 마시면 머리가 개운하고 시원하다.

향기 요법 한약재 중에 향기가 많이 나는 당귀當歸, 곽향藿香, 용뇌龍腦, 박하薄荷, 정향丁香 등을 망사주머니에 넣어서 사무실이나 자동차 내에 비치해두면 머리가 상쾌해진다.

02

병은 **식습관**에서 시작된다

즐겁게 식사하면 병이 없다 만성 위장병

담백한 음식을 먹어라 과민대장증후군

겨울이 더 무섭다 장염

혼자 밥 먹지 마라 스트레스성 폭식

커피는 하루에 딱 3잔만 커피 중독

점심 산책을 즐겨라 부종

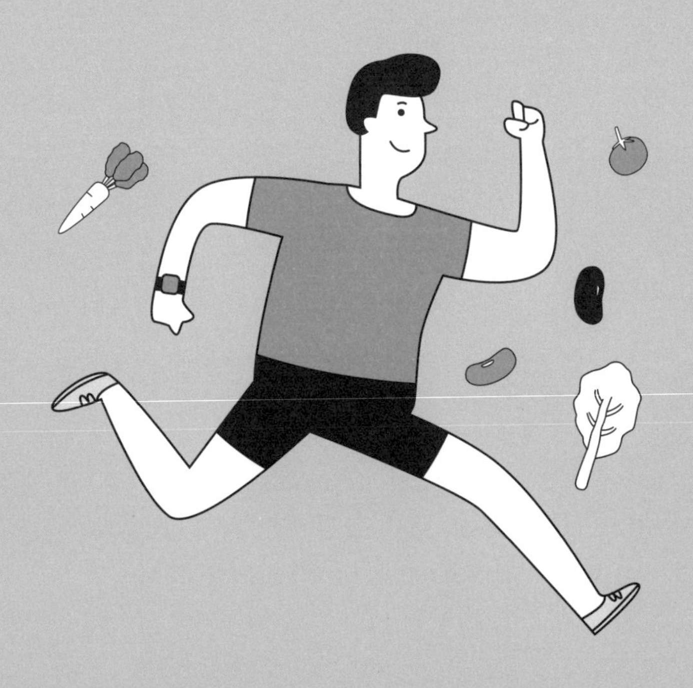

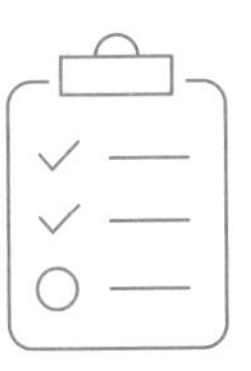

Self Check

당신은 만성 위장병?

- ☐ 만성 복통이 있다
- ☐ 식사 때가 되어도 배고픈 것을 모르겠다
- ☐ 식욕이 없다
- ☐ 대변이 황갈색이 아니라 검게 변한다
- ☐ 방귀 냄새가 아주 지독하다
- ☐ 양치질을 해도 혓바닥의 하얀 설태가 없어지지 않고 계속 남아 있다
- ☐ 음식 냄새만 맡아도 구역질이 나고 심하면 구토까지 한다
- ☐ 만성 변비가 있다
- ☐ 복부에 가스가 가득 차서 빵빵한 느낌이 있다

▸ 3가지 이상이 동시에 있으면 만성 위장병을 의심해봐야 한다.

즐겁게 식사하면 병이 없다

만성 위장병

사례 1 영업부의 L과장(33세 남)은 거래처를 방문하는 날은 시간이 없어서 점심을 건너뛰거나, 조금 여유가 있는 날은 빵 1개와 우유 1잔으로 끼니를 때웠다. 이동 중에 점심 먹을 시간이 없다는 이유로 늘 시간에 쫓기다가 식사를 제대로 챙겨 먹지 못한 것이다. 저녁에도 밥 대신 술과 안주로 대신하던 L과장은 밥 먹을 시간이 되어도 배가 고프지 않고 언제나 속이 더부룩했다. 식욕도 없고 대변도 일주일에 한 번 볼까 말까 했다.

위장에 병이 없으려면 세 가지 조건이 충족되어야 한다. 규칙적인 식사 시간, 신선한 음식 섭취, 그리고 편안한 마음으로 먹는 것이다. 이 조건들을 살펴보면 L과장이 지킨 것은 하나도 없다. 위 조건들로만 보면 L과장은 위장병을 얻을 수밖에 없는 식습관을 가졌다. 아침 안 먹기, 빈속에 커피 마시기, 시간에 쫓겨 점심 먹기, 저녁엔 빈속에 술 마시기, 매일 과음하기…… 이런 식으로 생활하다가는 얼마 못 가 위장에 탈이 난다.

종종 출근길에 회사 옆 길가에 세워진 트럭에서 토스트로 아침을 대신하는 직장인들을 본 적이 있을 것이다. 이렇게 아침에 눈뜨자마자 출근해 회사 근처에서 대충 아침을 때우는 사람들이 적지 않다. 점심도 마찬가지다. 떡볶이, 어묵, 컵라면, 햄버거, 샌드위치, 김밥 등 먹는 데 5분이면 끝나는 음식을 자주 먹는다. 이 음식들이 뭐 그리 문제일까 싶지만, 이런 음식에는 영양이 골고루 들어 있지도 않고 트랜스지방이 많이 함유되어 있어 소화가 잘 되지 않는다. 당장은 간편해 편할지 몰라도 길게 보면 위장에 몹쓸 짓만 골라서 하는 셈이다.

L과장은 결국 만성 위장병을 진단받았고, 앞으로 직장생활을 건강하게 잘 해나가기 위해 식습관을 바로잡아야 한다는 의사의 권고를 들었다. 이후 L과장은 위장을 예전처럼 건강하게 회복시키기 위해 아무리 바빠도 점심은 1시간 동안 간단하게라도 밥과 국 위주의 한식으로 천천히 먹겠다는 약속을 스스로에게 단단히 했다.

사례 2 B대리(20대 여)는 학교 때부터 깡마르고 예민한데다 허약하고 잔병이 많았으며, 성격도 까다롭고 정서도 불안했다. 직장생활을 하면서 스트레스를 받아서 그런지 신경은 더 날카로워졌다. 언짢은 마음으로 점심을 먹으면 오후 내내 체기로 고생했고, 조금만 급하게 점심을 먹어도 금방 배가 아파서 쩔쩔맸다. 소화가 심하게 안 되는 날은 밤에 잠을 편하게 자기도 힘들었다. 그런 그녀의 책상 서랍에는 소화제 알약과 드링크제가 항상 가득 들어 있어 점심을 먹고 사무실에 들어오면 습관처럼 소화제를 복용하곤 했다.

무엇이나 잘 먹고 잘 소화하는 사람은 대개 건강하다. 정서적으로도 안정되어 있고 성격도 원만하다. 그러나 편식을 하고 소화 능력이 약한 사람은 체력이 약하고 잔병치레가 잦으며 예민하고 심리적으로도 불안하다.

B대리는 원래부터 예민하고 꼼꼼한 성격인 데다가 속마음을 남에게 잘 드러내지 않는 '소음인' 체질이었다. 그녀는 체질적으로도 위장이 약하기 때문에 남들보다 더 꼼꼼히 위장 기능의 문제점을 체크해서 건강을 돌봤어야 했다.

몸과 마음 모두 건강하려면 먼저 균형 잡힌 음식을 골고루 섭취하고, 식사 시간만큼은 걱정 근심 다 잊고 즐거운 마음으로 먹어야 소화 능력도 좋아진다. 마음이 어둡고 침울하면 소화액이 조금 분비되어 소화가 잘 되지 않는다. 마음이 불편한 사람과 함께 밥을 먹고 나면 여지없이 체한다는 사람이 있다. 직장인들은 주로 마음이 맞지 않는 상사와 밥을 먹고 나면 체하기 일쑤다. 조직생활을 하면서 마음이 맞는 사람들 하고만 식사를 할 수 없는 법이다. 어려운 자리에서 식사를 하더라도 호흡이 편안하고 마음이 밝으면 소화액이 잘 분비되어 소화도 잘 되고 속도 편하다. 마음의 안정도에 따라 소화 능력이 달라진다.

식사 시간만큼은 여유 있는 마음으로 음식 본연의 맛을 느끼면서 조금씩 천천히 먹자. 위장은 심리 상태를 그대로 반영하기 때문에 즐거운 식사를 하면 병이 없다.

만성 위장병은 사상 체질 중 선천적으로 위장이 차고 약하며 내성적인 '소음인'에게서 가장 많이 볼 수 있다. 소음인은 스트레스를 그 자리에서 풀어내지 못하고 마음에 담아두는 경향이 있어 다른 체질에 비해 심리적인 불안에 의한 위장 질환이 오기 쉽다.

만약 소음인이라면, 시간을 좀 더 여유 있게 갖고 식사하는 습관을 들여야 한다. 그렇지 않으면 평생 위장병을 지병으로 지니게 될지도 모른다.

느긋하게 먹어라. 마음에 점을 찍듯 적게 먹는다는 점심點心. 이 점심 시간은 직장인에게 매우 소중한 시간이다. 과중한 업무를 접어두고 몸과 마음을 쉬게 할 수 있는 중간 휴식 시간이면서, 필요한 칼로리와 영양소를 공급하는 시간이기도 하다.

건강을 위해서는 천천히 느긋하게 식사하는 것이 무엇보다 중요하다. 식사 시간의 즐거운 대화는 소화를 도울 뿐 아니라 스트레스를 해소하고 정신적 여유를 갖게 한다.

만성 위장병을 예방하는 생활 실천 TIP

점심 식후엔 산책하라 점심 식사 후 30분간은 간단한 산책을 즐길 수 있는 여유를 가져보자. 점심 식사 장소는 직장에서 먼 곳으로 정하는 것이 요령이다. 운동이 부족한 직장인들은 출퇴근 시간을 제외하면 점심을 먹으러 오가면서 걷는 것이 전부인 사람도 많다. 특히 식후 가벼운 걷기는 혈당이 과도하게 올라가는 것을 막아 당뇨병 예방과 치료에 좋다. 또 스트레스를 많이 받는 직장인은 잠시나마 스트레스 원천으로부터 멀리 떨어지는 것이 정신 건강에 좋다.

점심은 가능한 한식 백반을 먹어라 밥, 국, 생선, 그리고 간단한 나물 반찬이 나오는 한식 백반은 영양의 조화가 훌륭한 식단이다. 직장인들은 점심을 대개 사무실 밖에서 사 먹게 되는데, 사 먹더라도 가능한 가정식 백반을 먹는 것이 소화에 도움이 된다. 또 외식에서 부족하기 쉬운 무기질과 비타민은 저녁에 채소와 과일을 충분히 먹어 보충한다.

만성 위장병을 예방하는 음식

매실 매실의 신맛은 소화기관에 영향을 주어 위장, 십이지장 등에서 소화액을 내보내게 한다. 또한 매실즙은 위액의 분비를 촉진하고 정상화하는 작용이 있어 위산 과다와 소화불량에 모두 탁월한 효과가 있다. 또 소화기관을 자극해서 장의 연동 운동을 촉진하니, 소화가 되지 않고 속이 더부룩하며 답답할 때 효과를 볼 수 있다.

녹차 녹차의 카테킨catechin 성분(녹차의 떫은맛 성분)은 위염, 위궤양, 십이지장궤양의 원인이 되는 헬리코박터 파일로리균Helicobacter pylori에 대해 항균 작용을 한다. 녹차 산지로 유명하고 녹차를 즐겨 마시는 일본 시즈오카현의 나카카와네 주민들은 파이로리균의 감염률이 낮다는 발표가 있었다. 이는 녹차가 파일로리균의 감염을 막고 위 점막의 위축을 억제해 위암을 예방하는 역할을 하기 때문이다.

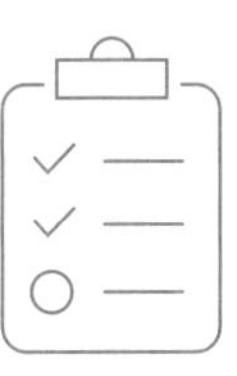

Self Check

당신은 과민대장증후군?

- ☐ 대변을 하루 두 번 이상 본다
- ☐ 설사나 변비가 번갈아 나타난다
- ☐ 심하게 변의를 느끼지만 배변 후에도 시원하지 않다
- ☐ 대변에 점액이 많이 섞여 있다
- ☐ 헛배가 부르고 가스가 찬다
- ☐ 자극성 음식을 먹거나 기름진 음식이나 맥주와 같은 찬 음식을 먹으면 설사를 한다
- ☐ 스트레스를 받으면 위와 같은 증상이 악화된다

▶ 적어도 2가지 이상이 2~3개월 정도 계속될 경우에는 과민대장증후군을 의심해봐야 한다.

담백한 음식을 먹어라

과민대장증후군

사례 1 H대리(31세 남)는 1년 전부터 업무 도중 하루에도 몇 번씩 화장실에 간다는 이유로 부장님께 주의를 받았다. 부장님께 주의를 받고 나니, 조금만 긴장해도 금방 배가 사르르 아프면서 화장실로 뛰어가는 일이 더 심해졌다. 이러다가 상사에게 밉보여 회사에서 잘리는 건 아닐까 걱정이 되어 한의원을 찾았다. 한의사는 '과민대장증후군'이라는 진단을 내렸고, 원인은 H대리의 식습관에 있다고 했다. 그는 맵고 짠 전골, 탕, 찌개 등 양념이 진한 음식을 좋아했다. 처음에는 조금만 많이 먹어도 설사를 하던 것이 차차 식사 때와는 상관없이 수시로 곧 설사를 할 것처럼 배가 아팠다. 그러나 급박하게 대변을 볼 것 같아 화장실로 뛰어가 앉으면 대변을 보지 못해서 끙끙대다가 그냥 나오는 일이 반복됐다.

과민대장증후군은 생명을 위협하는 질환은 아니지만 당사자에게는 무척 고통스럽고 힘든 병이다. H대리는 이 증상 때문에 일상생활이 불편해졌고, 업무에 지장을 주는 단계까지 발전한 상태였다. 그는 증상이 심해서 화장실이 없는 곳에서는 불안해서 업무를 볼 수가 없을 정도에 이르러 결국 회사를 스스로 그만두게 되었다.

과민대장증후군은 배를 쥐어짜는 듯한 느낌과 찌르는 듯하게 아프면서 설사와 변비를 번갈아 하는 증상이다. 대변은 가늘게 풀어지며, 아랫배는 늘 더부룩하고 가스가 찬 것 같은 느낌이 든다. 막상 대변을 보려 해도 시원하게 나오지 않고 조금만 신경을 썼다 하면 바로 아랫배가 아파 화장실을 계속 들락거려야 하는, 생활의 질을 형편없이 떨어뜨리는 질병이다. H대리처럼 부장에게 주의를 듣거나 보고서를 제출해야 하는 심리적인 부담감이 있다면 증상은 더욱 나빠진다.

사례 2

L대리(28세 여)는 육류는 무척 즐기지만 채소와 과일은 전혀 먹지 않았고, 평소 물도 많이 마시지 않는 습관이 있다. 그래서인지 늘 변비가 심해서 변비약을 오랫동안 먹어왔고, 이제는 약을 먹지 않으면 대변을 볼 수 없을 정도가 되었다. 어느 날부터 그녀는 운전 중에 갑자기 설사가 쏟아질 것 같아 근처 주유소에 차를 세우고 화장실로 달려가는 일이 잦아졌다. 어떤 때는 급하게 화장실을 찾아 들어갔는데, 막상 대변은 못 보고 그냥 나오는 일도 생겼다. 병원에서 갖가지 검사를 해봤지만 대장에는 아무 이상이 없었다. 병원에서는 '과민대장증후군'이라며 마음 편하게 생활하라는 이야기만 해주었다.

국내 20대를 대상으로 설문 조사를 한 결과, 4명 중 1명이 과민대장증후군으로 고통을 받고 있는 것으로 나타났다. 이는 젊은 나이에도 불구하고 불규칙한 식습관과 심각한 청년 취업난 속에서 스트레스를 많이 받기 때문인 것으로 볼 수 있다. 과민대장증후군이 생기는 주된 원인은 정신적인 스트레스다. 장은 심리 상태에 따라 예민하게 반응하는데, 스트레스를 심하게 받으면 장의 운동을 지배하는 자율신경이 제 기능을 잃게 된다. 즉, 장운동을 너무 느리게 시키거나(변비), 너무 빠르게 시켜(설사) 과민대장증후군을 만드는 것이다.

그러나 L대리의 대장에 문제가 생긴 것은 단순히 스트레스 때문은 아니다. 그녀는 섬유소 성분이 거의 없는 육류를 많이 섭취했고, 채소와 과일은 거의 먹지 않았기 때문에 장운동이 둔화된 것이다. 이런 식습관은 변비를 생기게 하는 지름길이다. 게다가 오랫동안 변비로 고생하면서 자연스럽게 변비약을 장기간 복용했기 때문에 차차 대장 감각은 더 둔해졌다.

처음엔 만성 변비인 듯하더니 차차 지독한 변비와 급작스러운 설사가 교대로 나타나는 과민대장증후군으로 발전하게 된 것이다. 누구든지 L대리처럼 스트레스, 식사, 약물, 생활습관 등의 환경적인 조건을 잘못 유지하면, 장운동은 둔해지거나 예민해져 과민대장증후군이 생길 수 있다.

건강한 장에는 비피더스균 등 유익균이 많아서 장운동을 적절히 조절한다. 그러나 식습관이 나쁘거나 스트레스를 심하게 받으면 웰치균이나 대장균과 같은 유해균이 장 점막을 자극해 변비나 설사를 일으킨다. 그러므로 장에 유익균이 많이 생기도록 여유 있는 마음, 편안한 심리 상태, 그리고 규칙적이고 올바른 식사 습관이 필요하다.

담백한 음식을 먹어라. 최소한의 양념을 사용해서 식재료 본래의 맛을 살린 음식으로 식생활 습관을 바꿔라. 그렇지 않으면 예민해진 대장을 정상으로 회복하기 힘들다. 흔히 회사 근처 식당에는 양념이 진하고, 조미료를 많이 사용하는 자극적인 음식들을 만들어 직장인들의 후각과 미각을 끌어당긴다. 그러나 먹고 난 뒤 입 안에 진하게 양념이 남는 음식이나 짜고 매운 음식은 먹을 때는 맛있을지 몰라도 장을 자극해 건강을 잃게 할 수도 있다.

과민대장증후군을 예방하는 생활 실천 TIP

규칙적으로 식사하고 대변보는 습관 규칙적인 식사와 배변 습관은 정신적인 안정과 함께 적절한 대장 리듬을 유지할 수 있어서 치료에 많은 도움이 된다. 과민대장증후군은 실제 대장에 염증이나 다른 이상이 없기 때문에 특별한 치료법도 없는 병이다. 그저 스트레스를 없애는 것이 최선의 치료이기에 마음을 편히 먹고 안정을 취하는 생활습관이 중요하다.

섬유질이 많은 음식을 먹어라 섬유질이 많은 음식은 체내에 소화효소가 없어 대변 양이 많아지고, 대장이 이유 없이 경직되고 복통이 생기는 것을 완화해준다. 또한 수분과 암을 유발하는 음식물의 독소까지 흡수해 배출하는 작용을 한다.

과민대장증후군을 예방하는 음식

장을 자극하는 음식을 알아두라 장을 자극하는 음식이란 술, 기름진 음식, 고칼로리의 푸짐한 식사, 탄산음료, 유제품, 찬 음료, 라면, 커피, 오렌지주스 등이다. 채소나 과일 중에서도 장을 과민하게 만드는 것들이 있다. 예를 들면 콩, 고구마, 참외, 사과 등이 그것이다. 콩에는 올리고당이 함유되어 있는데 이 올리고당을 분해하는 능력이 부족한 과민한 체질의 사람은 콩만 먹으면 복통과 설사를 한다. 뿐만 아니라 장속에 유산소와 소화효소가 적은 사람은 버터, 아이스크림, 우유 같은 낙농 제품만 먹어도 속이 더 부룩하고 가스 발생이 잦다. 우유만 먹으면 설사를 한다는 사람이 바로 이 경우에 해당한다.

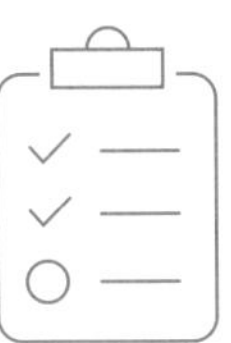

Self Check

당신의 장은 튼튼한가?

- [ ] 평소 소화에 문제가 있다
- [ ] 배가 자주 아프다
- [ ] 방귀가 보통 이상으로 많이 나온다
- [ ] 늘 방귀 냄새가 심하다
- [ ] 평소 변비 혹은 설사가 잦다
- [ ] 복부 팽만감이 지속된다

▸ 1가지 증상이라도 있다면 장 건강 상태에 문제가 있을 가능성이 있다.

겨울이 더 무섭다

장염

사례 B씨(35세)는 지난 1월 여행에서 돌아오자마자 며칠 동안 심한 설사와 구토를 반복하다가 고열, 두통, 온몸의 통증, 오한 등으로 밤중에 응급실을 찾아야만 했다. B씨는 병원에서 겨울철에 유행하는 노로바이러스성 장염이라는 진단을 받고 일주일 동안 입원해 치료를 받았다. 장염은 여름에나 생기는 병인 줄로만 알았는데, 겨울에 장염으로 입원까지 하고 보니, 장염이 얼마나 무서운 병인지 새삼 깨달았다. 평소 편식 습관이 있고, 채소는 잘 먹지 않는 편인 B씨는 이번 기회에 식습관도 바꾸고 장이 튼튼해지도록 노력해야겠다고 다짐했다.

장염은 위장, 대장에 급성 또는 만성으로 염증이 생겨 설사, 구토, 발열, 복통, 전신 쇠약, 탈수 증상을 보이는 감염성 혹은 독소형 질환이다. 장염 가운데 식품 섭취가 원인인 경우에는 식중독이라고 한다.

대부분 장염은 더운 여름에만 있는 증상인 줄 알고 있지만, 실제 장염은 계절에 상관없이 발생한다. 여름에는 더운 날씨에 세균 번식이 쉽기 때문에 세균성 장염이 많고, 요즘은 겨울에도 장염으로 병원을 찾는 사람이 해마다 늘고 있다.

여름철 식중독 장염은 그 원인이 음식물 섭취로 인한 세균성 식중독균으로, 증상이 식후 6시간 이내에 발병하지만, 겨울철 장염은 1~2일의 잠복기를 거친 후 설사, 복통, 구토, 고열 증상이 발생하며 그 원인의 90퍼센트는 노로바이러스와 로타바이러스다. 이 바이러스들은 온도가 떨어질수록 더 강해진다. 영하 20도 이하에서도 살아남고, 전염력도 강하기 때문에 겨울철일수록 외출에서 돌아오면 반드시 손을 씻고 소독하는 철저한 위생 관리가 더 필요하다.

건강보험심사평가원 자료에 따르면, 장염은 지난 2012년 468만 1,245명에서 2016년 544만 8,299명으로 최근 5년 간 16.4퍼센트 증가한 것으로 나타났으며, 겨울철 식중독 환자 수는 연간 평균 900여 명에 달하는 것으로 알려졌다.

장염의 가장 흔한 증상은 설사인데, 잦은 설사와 메스꺼움, 구토, 복통으로 인한 탈수로 미열, 두통, 근육통, 전신 기력 쇠진 등의 증상이 나타나게 된다. 설사나 토사물에 혈액이 보이거나 이틀 이상 구토를 하는 경우, 고열이 있는 경우는 환자의 상태가 위급한 상황에 처할 수도 있으므로 바로 병원으로 가서 적절한 조치를 받아야 한다.

일반적으로 장염을 일으키는 원인은 박테리아, 곰팡이, 바이러스, 병원성 대장균 등이며, 타인에게 전염이 되는 경우도 있다. 특히 겨울

장염의 주요 원인으로 꼽히는 노로바이러스와 로타바이러스가 유행하기 시작하면 장이 약한 사람이나 면역이 약한 사람, 노약자는 사람 많은 곳에 가는 것을 삼가고, 특별히 건강에 유의해야 한다.

장 건강은 곧 면역력과 직결된다. 장이 건강한 사람은 면역력도 튼튼하다. 몸을 지켜주는 좋은 균인 장내 유익균이 많은 사람은 튼튼한 면역력을 가졌다는 의미와도 같다. 이와 반대로 장이 찬 사람은 면역력이 낮아, 잔병치레도 잦으며 급성·만성 장염에도 취약하다. 따라서 평소 장이 찬 사람은 몸을 따뜻하게 하고, 소화 흡수가 잘 되는 음식 위주로 식사를 하는 것이 도움이 된다. 그리고 면역력을 높이기 위해서는 장을 따뜻하게 하는 치료를 반드시 받아야 한다.

한방에서는 건강, 후박, 오수유 등의 몸을 따뜻하게 하는 한약으로 처방된 속편안탕과 복부의 천추, 대거, 관원혈에 뜸 치료, 그리고 림프 순환을 도와 몸을 따뜻하게 만드는 순환 약침, 전신면역약침 등을 병행해 치료함으로써 면역력을 향상시켜 급성·만성 장염을 치료한다.

배를 따뜻하게 유지해라. 장이 따뜻하면 장내 유익균이 늘어나고, 면역력이 좋아진다. 따라서 장을 따뜻하게 관리하면 장염 발생이 줄어든다. 평소 장이 약한 사람은 음식이나 차를 섭취할 때, 장 치료를 받을 때 장이 따뜻하게 유지되도록 해야 한다. 또 튼튼한 장, 따뜻한 장은 뇌기능도 좋아지게 한다.

장염을 예방하는 생활 실천 TIP

물은 끓여 마셔라 박테리아, 대장균 등의 감염을 막기 위해서라도 물은 끓여서 마실 것을 권한다. 물이 끓기 시작하면 5분 이상 더 열을 가한 후 식혀서 마신다.

손을 씻어라 화장실을 이용한 후에는 반드시 비누로 손을 씻는 습관을 들여야 하고, 식사 전에도 손을 씻고 식사를 하는 것을 생활화해야 한다.

장염을 예방하는 음식

청국장 청국장은 장내 부패균의 활동을 약화시키고 병원균에 대한 항균 작용을 한다. 특히 생청국장은 살아 있는 효소와 고초균 때문에 강력한 정장 효과가 있어 변비나 설사를 없애는 데 도움이 된다.

사과 사과는 예로부터 장에 좋은 과일로 알려져 왔다. 사과의 풍부한 펙틴과 섬유질은 소화 흡수를 돕고 장을 깨끗이 한다. 또 설사를 멎게 하고 변비 환자에게는 대변이 잘 나오게 한다. 특히 사과 주스는 환자나 장염에 걸린 어린이들에게도 먹일 수 있다.

군밤 밤은 기가 원활하게 흐르도록 도와주고 장과 위를 든든하게 하는데, 특히 배탈이 나거나 설사가 심할 때는 군밤을 천천히 씹어 먹으면 도움이 된다.

매실 매실에는 강한 살균 효과가 있어서 식중독, 배탈, 토사곽란 등의 질병을 예방·치료한다. 여행할 때 물을 바꿔 마셔서 생기는 배탈과 여름철 도시락에서 발생하기 쉬운 세균도 매실과 함께 먹으면 안심이다.

장염을 예방하는 Life Style

장염으로 잦은 설사가 있을 때 지속적으로 설사를 하는 기간 동안은 탈수를 예방하기 위해 가급적 따뜻한 물을 자주 마시는 것이 도움이 된다. 그리고 설사가 멎더라도 자극적인 음식은 피하고 소화가 잘 되는 죽으로 식사하는 것이 좋다. 장염이 완전히 낫기 전에는 과일, 생채소 등 익히지 않은 날 음식은 삼가야 한다.

장에 좋은 지압법 배꼽에서 손가락 세 개를 합친 정도의 너비를 내려간 위치에서 다시 좌우 바깥쪽으로 손가락 세 개를 합친 정도의 너비만큼 떨어진 곳에 '대거大巨'라는 경혈 자리가 있다. 누운 채로 양손의 엄지손가락으로 대거혈을 좌우로 동시에 천천히 눌러주면 장운동에 도움이 된다.

장 건강을 해치는 것들

항생제 항생제는 나쁜 균도 죽이지만, 대장 내 유익균도 모두 죽인다. 항생제를 많이 먹으면 장의 기능이 불규칙해지고 교란이 일어나면서 설사를 하게 된다.

섬유질이 없는 식사 섬유질은 장을 청소해주는 청소부 역할을 한다. 또 유익균의 먹이가 되기 때문에 장을 튼튼히 하려면 섬유소가 풍부한 음식(우엉과 같은 뿌리채소, 각종 채소와 버섯, 해조류)을 제대로 섭취해야 한다.

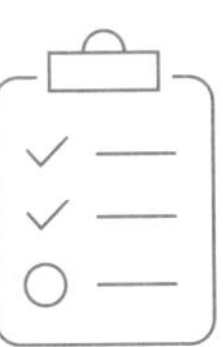

Self Check
당신은 스트레스성 폭식?

- [ ] 빨리 먹는다
- [ ] 배가 거북할 때까지 먹는다
- [ ] 배가 고프지 않은데도 많이 먹는다
- [ ] 혼자 먹는다
- [ ] 식사 후 우울, 모멸감, 죄의식을 느낀다
- [ ] 폭식 때문에 골치를 앓고 있다
- [ ] 지난 6개월 동안 최소 일주일에 두 번 폭식했다

▸ 3가지 이상에 해당되면 당신은 폭식 장애를 앓고 있다.

혼자 밥 먹지 마라

스트레스성 폭식

사례 1 P씨(25세 여)는 잦은 다이어트로 인해 오히려 다이어트 스트레스 때문에 더 많이 먹게 되는 스트레스성 폭식증으로 고생하고 있다. 식욕을 조절하지 못해서 충동적으로 음식을 많이 먹은 후, 후회하는 과정을 되풀이하는 것이다. 또 P씨는 평소에는 마음을 단단히 먹고 식욕을 억제하는 듯하다가도 스트레스를 받는 일이 있으면 먹을 것을 잔뜩 사다 놓고 정신없이 먹어치운다. 자다가 밤중에 깨서 잔뜩 먹고 잔 날이 있을 정도다. 옆에서 보다 못한 가족들이 P씨를 데리고 병원을 찾았다. P씨는 전형적인 스트레스성 폭식 증후군 환자라는 진단을 받았다.

요즘 P씨처럼 넘치는 식욕 때문에 짧은 시간에 엄청난 양을 먹는 사람이 적지 않다. 하지만 먹고 나서는 기분이 좋은 것이 아니라 후회하고 우울해하기 일쑤다. 체중이 늘거나 배가 나올 것만 같아 일부러 구토를 하기도 하고, 관장약이나 이뇨제를 사용해 먹은 것을 배출하려고 한다.

이러한 문제는 그저 적당히 먹자고 마음만 먹으면 해결될 것 같지만 말처럼 간단하게 해결되는 문제가 아니다. 마치 무슨 주문에라도 걸린 것처럼 음식을 절제하지 못하는 병이다.

P씨가 이렇게 된 이유는 정신적인 긴장감과 불안감이 심할 때 음식을 먹는 행위만으로도 진정되는 것을 느꼈기 때문이다. 먹는 동안은 마음이 편안하기 때문에 스트레스가 쌓이면 먹는, 스트레스성 폭식의 악순환이 계속되었다.

P씨는 오전에 상사에게 야단맞은 날은 점심때 종류대로 음식을 다 시켜서 더 이상 먹을 수 없을 때까지 먹었다. 그러고는 그다음 몇 끼는 체중 조절을 위해서 굶었다.

이런 여성들은 혼자서 짧은 시간 동안 엄청난 양을 먹어댄다. 이때 먹는 것을 제한하면 더 큰 스트레스가 생기기 마련이다. 이런 유형은 스트레스를 식욕 충족이 아닌 다른 방향으로 해소하도록 유도해야 한다. 예를 들면 식사는 천천히 다른 사람과 어울려서 즐겁게 하도록 훈련을 하는 것이다.

사례 2 L대리(30세 여)는 우울할 때는 잔뜩 먹는 것으로 위안을 삼고 있다. 어느 날 점심도 이유 없이 우울해 중국집에서 요리를 두 접시나 시켜 혼자 다 먹고 사무실에 들어왔다. 먹을 때는 기분이 좀 좋아지는 것 같았지만, 사무실에 들어온 후 체한 기분이 들어서 화장실로 뛰어가 억지로 점심 때 먹은 것을 다 토해냈다.

L대리는 우울증을 없애기 위해 폭식증을 키운 경우지만, 두려움, 걱정, 노여움, 버림받음, 지루함, 상실감, 외로움, 실망감, 좌절감, 자기부정, 죄책감, 수치심, 반발심 등의 불쾌한 감정을 느끼지 않기 위해서 음식이 더 필요치 않은데도 계속 먹는 사람이 많다.

폭식증은 자존감이 약한 사람에게 잘 생긴다. 이들은 충동을 조절하는 데 미숙하고 화를 밖으로 표현하기 어려워 먹는 것으로 자신을 위로한다. 또 스트레스를 많이 받는 직종에 종사하거나 스트레스 해소에 서툰 사람에게도 잘 생긴다.

요즘은 날씬한 몸매에 집착하거나 시도 때도 없이 다이어트를 하겠다고 선언하는 사람 중에 폭식증 환자가 많다. 이들은 항상 먹고 싶은 것을 참아야 한다는 강박증에 시달리다가 어느 순간 다이어트 스트레스가 폭발해 걷잡을 수 없는 폭식의 길을 걷게 된다. 이런 유형은 자기 조절이 힘들어 담배와 술을 가까이하는 경향도 있어서 술도 한 번 마시면 과음을 하는 경우가 많다.

스트레스성 폭식증 환자들은 대개 외로움에 대한 심한 집착과 불안감, 그리고 우울증과 강박증까지 함께 가지고 있다. 게다가 우울할 때마다 폭식이라는 그릇된 해결 방법을 사용했다는 데 대한 자괴감으로 더욱 우울한 기분에 빠진다.

폭식증은 잘못된 줄 알면서도 자꾸만 반복하게 되는 일종의 중독이다. 병적인 도박처럼, 잘못인 줄 알면서도 막상 그때가 오면 충동을 이겨내지 못한다.

드러나지 않은 채 건강을 좀먹는 증상, 도움을 받지 않으면 좀처럼 해결되지 않는 마음의 증상이 바로 폭식증이다. 당신 주위에도 스스로 해법을 찾지 못하고 자책감에 빠져 습관처럼 폭식증을 그냥 안고 사는 사람들이 있을 것이다.

그럼 스트레스성 폭식증에 어떻게 대처해야 할까?

먼저 자기 관찰을 통해 자신이 스트레스에 어떻게 반응하고 있는가를 깨닫고, 스트레스를 해소하는 방법을 먹는 것 말고 다른 것으로 대체해줘야 한다. 우울하고 스트레스가 심할 때 운동을 하거나, 친구와 만나 수다를 떨거나, 잠을 자거나, 노래를 부르는 등 다른 방향의 탈출구를 만들어야만 폭식으로 스트레스를 해소하는 악순환을 끊을 수 있다.

혼자 밥 먹지 마라. 혼자서 먹기 시작하면 밥 먹는 속도가 빨라진다. 어울려서 식사를 하면 천천히 음식을 먹을 수 있어서 과식을 피할 수 있고, 또 얘기하면서 기분 좋게 식사하면 소화액 분비가 활발해져서 소화도 더 잘되고 장내 가스도 덜 생긴다.

스트레스성 폭식을 예방하는 생활 실천 TIP

식욕 억제 버튼을 눌러라 폭식증이 있는 사람은 배가 부르다고 생각하면서도 음식으로 가는 손을 멈추지 못한다. 이럴 때는 손등에 있는 '식욕 억제 경혈(손등을 위로 가게 했을 때 집게손가락 뼈와 가운데손가락 뼈가 만나는 사이)'을 손끝이나 이쑤시개 등으로 자극하면 식욕을 어느 정도 잠재울 수 있다. 식사 사이사이, 특히 식사 1시간 전에 10회 이상 눌러주면 호르몬 분비가 조절되어 넘치는 식욕이 어느 정도 진정된다.

식습관을 되돌아봐라 식습관을 기록하고 체크하라. 폭식한 날 자신이 먹은 것이 무엇인지를 천천히 써보는 것만으로도 식습관을 바꿔야겠다는 의지를 새롭게 할 수 있다. 또한 내 식욕이 언제 폭발하는지 규칙적으로 체크해보는 것도 좋다.

스트레스성 폭식을 예방하는 음식

현미, 콩, 보리 등의 정제되지 않은 곡물 정제되지 않은 곡물을 먹을 때는 흰 빵, 비스킷, 케이크를 먹을 때보다 더 많이 씹게 된다. 많이 씹는 동작은 뇌를 자극해서 스트레스를 반감시킨다. 또한 정제되지 않은 곡물에 들어 있는 탄수화물에는 트립토판tryptophane 같은 아미노산이 들어 있어서 대뇌에 정신적인 안정을 가져다주는 세로토닌이 풍부하게 분비된다. 그래서 긴장도 없어지고 행복감마저 느껴진다. 흰 쌀밥보다는 현미나 보리, 흰 밀가루로 만든 빵보다는 통밀가루로 만든 빵 등을 먹으면 좋다.

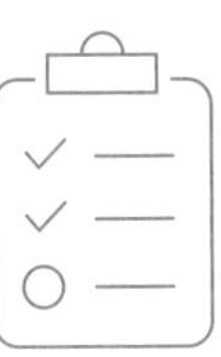

Self Check

당신은 커피 중독?

(커피를 마실 때 혹은 마신 직후에 나타나는 증상을 모두 체크하시오.)

- [ ] 안절부절못하고 불안하다
- [ ] 예민하고 자극에 민감하다
- [ ] 사소한 일에도 자주 흥분한다
- [ ] 밤에 잠을 잘 못 이룬다
- [ ] 얼굴이 쉬이 붉어진다
- [ ] 소변을 보기 위해 화장실에 자주 들락날락한다
- [ ] 소화불량, 설사, 변비 등의 증상이 있다
- [ ] 근육이 잘 뭉치고 쥐가 잘 난다
- [ ] 생각과 말이 정리되지 않고 횡설수설한다
- [ ] 심장이 두근거리거나 불규칙하게 뛴다
- [ ] 평소에는 그렇지 않았는데, 가끔 피곤하지 않고 지칠 줄 모른다
- [ ] 마음이 급하고 조급하다

▸ 5가지 이상 해당되면 당신은 커피 중독을 의심해봐야 한다.

커피는 하루에 딱 3잔만

커피 중독

사례 L씨(29세 여)는 하루에 커피를 10잔 이상 마시는 '커피 마니아'다. 그녀는 자동판매기 커피를 마실 때도 분말 커피를 두 스푼 가미해야 비로소 커피를 마신 것 같다고 느낀다. 업무 시간 동안 8잔은 족히 마셔야 직성이 풀릴 정도다. L씨는 1~2시간마다 커피를 1잔씩 마시지 않으면 일이 손에 잡히지 않는다.

L씨처럼 커피(카페인)에 중독되면 금단 증상 때문에 늘 마시던 양을 줄이기가 무척 어렵다. 마시지 않으면 당장 두통, 무력감, 졸음, 하품, 머리가 둔한 느낌, 짜증, 우울증 등 다양한 이상 증상들이 나타나기 때문이다.

커피에 중독되는 이유는 각성 효과 때문이다. 당신이 커피를 즐기는 이유도 커피를 마시면 기분이 좋아지고, 피로도 덜하고, 머리가 맑아지기 때문일 것이다. 모닝커피 1잔은 흐린 정신을 맑게 해주고, 밤에 즐기는 커피 1잔은 졸음을 쫓고 활기를 되찾게 해준다. 그러나 이렇게 습관적으로 커피를 마시다 보면 자신도 모르는 사이에 카페인에 중독된다. 휴일에 잠을 많이 잤는데도 피곤하고 만사가 귀찮게 느껴지는 이유는, 평일에 습관처럼 마시던 커피를 휴일엔 마시지 않아서 생기는 금단 현상일 확률이 높다.

또 평소에 커피나 카페인 음료를 많이 마시는 사람이라면 우울증을 겪고 있을 가능성도 높다. 기분이 음울하기 때문에 산뜻한 기분을 느끼기 위해 카페인이 든 음료수나 커피를 자주 마시는 악순환이 반복되는 것이다.

점심 식사 후 사무실로 들어오는 길에 테이크아웃 커피나 자판기 커피를 꼭 마셔야만 오후에 일을 제대로 할 수 있다면, 당신은 커피 카페인에 중독되어 있을 가능성이 높다.

카페인은 담배나 술, 그리고 마약보다 의존성이 적고 후유증이 적어서 크게 문제 되지는 않는다. 하루 300밀리그램 이내로 섭취하는 카페인은 건강에 아무런 해도 끼치지 않기 때문에 하루 2~3잔 정도의 커피는 마셔도 좋다(원두커피 1잔: 100~200밀리그램, 인스턴트커피 1잔: 60~100밀리그램, 디카페인 커피: 2~4밀리그램).

그러나 카페인은 커피에만 들어 있는 것이 아니라 각성제 1알(100~150밀리그램), 종합감기약 1알(30밀리그램), 드링크제 1병(30밀리그램), 콜라 1잔(30~45밀리그램), 홍차 1잔(40~80밀리그램), 녹차 1잔(50밀리그램),

그리고 초콜릿바 1개(30밀리그램)에도 들어 있어서 하루에 먹는 모든 카페인식품을 통틀어 계산해본다면 결국 커피 마시는 양을 더 줄여야 한다는 결론이 나온다.

카페인을 먹으면 5분 내에 신체 각 부위로 퍼지는데, 건강한 성인 남자의 경우 6시간이 지나면 섭취한 카페인의 절반 정도가 체내에서 분해된다.

그러나 담배를 피우거나 특정 약을 복용하는 경우 카페인이 몸 안에 머무는 시간이 길어진다.

또 두통이 있을 때 커피를 마시면 두통이 없어질 수 있다. 카페인이 혈관을 수축시켜서 두통을 없애주는 것이다. 그러나 커피를 너무 많이 마시면 오히려 '카페인 의존성 두통'을 일으킬 수 있다. 그래서 스트레스가 원인인, 긴장형 두통의 경우는 커피를 하루 2잔 이하로 줄여야 한다.

사람들은 식사 후에 입맛을 개운하게 하기 위해 식후 커피 1잔을 습관처럼 마시는 경우가 많다. 커피는 소화액의 분비를 촉진시키기 때문에 소화에 도움이 되는 것은 사실이지만, 위염, 식도염, 과민대장증후군 등의 병이 있는 사람에게는 위와 장을 자극해 증상을 악화시킬 수 있다.

또한 빈혈이나 골다공증이 있는 사람이라면 커피를 더욱 멀리해야 한다. 커피는 소변으로 칼슘이 빠져나가도록 작용하기 때문에 골다공증이 있는 사람에겐 좋지 않다. 또한 커피 카페인은 음식으로 섭취한 철분의 체내 흡수를 방해하니 식후 커피를 마실 때는 식사 직후보다는 어느 정도 소화가 된 후에 마시는 것이 좋다. 또 빈혈이 있는 사람도 커피를 멀리해야 한다. 하루 5잔 이상의 커피를 마시는 사람은 그렇지 않은 사람에 비해 수축기 혈압은 2.5mmHg, 이완기 혈압은 1.2mmHg 정도 더 높다. 커피가 혈압을 일시적으로 상승시키기 때문이다.

체질적으로 커피가 해로운 사람은 양인(陽人: 소양인, 태양인)이다. 커피는 성질이 뜨겁고 자극성이 있는 식품이라 열기가 인체 상부로 쏠려 있는 양인은 카페인을 훨씬 예민하게 받아들인다. 양인은 커피를 조금만 마셔도 심장이 뛰고, 손이 떨리고, 신경이 예민해지고, 오줌소태, 위산 역류, 눈꺼풀 떨림 등의 증상이 생길 수 있다.

하루에 딱 3잔만 마셔라. 사람들이 커피를 가장 많이 찾는 시간은 출근 직후, 점심 식사 직후, 졸음이 올 때다. 이때를 위해 커피를 대신할 마실거리를 늘 준비해놓아라.

커피 중독을 예방하는 생활 실천 TIP

우유를 절반 섞어라 커피 양을 줄이고, 프림 대신 우유를 절반 섞으면 위가 보호되고 카페인 흡수량도 낮아진다.

커피 끊기 카페인(커피, 차, 초콜릿, 콜라)은 신체에 스트레스 반응을 일으킬 수 있는 강력한 자극 약물이다. 커피가 당신의 몸에 어떤 영향을 미치고 있는가를 알고 싶으면 앞으로 3주 동안만 커피를 끊어보라. 주의할 점은 서서히 줄여나가야 한다는 것이다. 갑자기 뚝 끊으면 금단 증상이 만만치 않다. 하루에 1잔씩 서서히 줄여 3주에 걸쳐 끊도록 한다. 커피를 마시지 않으면 서서히 몸이 편해지고 신경이 덜 예민해지며 덜 불안하고 잠을 잘 잘 수 있어서 더 활력이 넘친다. 게다가 속도 덜 쓰리고 근육통도 줄어든다. 또 커피의 카페인은 일주일만 먹지 않아도 체내에 남지 않는다.

커피 중독을 예방하는 음식

홍삼차 졸리고 피곤하고 두통이 생길 때, 커피를 자꾸 마시는 것보다는 홍삼으로 기운을 보충해서 피로를 회복하는 것이 좋다. 이외에도 홍삼은 마음을 편안하게 하고 정신을 안정시키며 심장 기능을 강화하는 효과도 있으니, 커피 대신 홍삼차를 마시는 것을 적극 권한다.

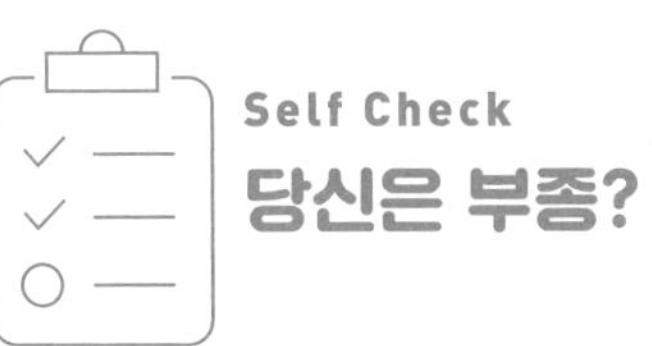

Self Check
당신은 부종?

- [ ] 자고 일어나니 얼굴이 부었다
- [ ] 다리가 터질 것 같다
- [ ] 얼굴이 풍선처럼 부풀었다
- [ ] 몸이 부었다 빠지기를 반복하다가 요즘은 빠지지 않는다
- [ ] 소변이 잘 안 나온다
- [ ] 소변이 안 나와 배가 터질 것 같다
- [ ] 옆구리가 결린다

▸ 4가지 이상에 해당되면 부종을 의심해봐야 한다.

점심 산책을 즐겨라

부종

사례 B씨(35세 여)는 얼마 전부터 아침에는 얼굴이 붓고, 저녁에는 다리가 붓는 증상이 생겼다. 몸이 부어 있을 때 피부를 손가락으로 꾹 눌러보면 피부가 쑥 들어갔다. 혹시 신장이나 장기에 문제가 있지는 않을까 걱정이 되어 다양한 검사를 받아봤지만 별문제는 없었다. B과장은 의사의 권유로 수영을 시작했고, 잠자기 전에는 반신욕을 매일 15분씩 실시했는데 신기하게도 두 달 만에 증상이 말끔히 사라졌다.

몸이 붓는다고 호소하는 환자의 95퍼센트는 여성이다. 또 부종 증상이 있는 여성은 오장육부에 아무런 질병이 없는 경우가 대부분이다.

얼굴이나 다리가 잘 부으면 신장에 문제가 있을 거란 생각에 흔히 이뇨제를 남용하는데 신장 때문에 부종이 나타나는 사람은 아주 적다. 오히려 이뇨제 과다 복용이 큰 부작용을 낳는다. 특히 젊은 여성들의 경우 날씬해야 한다는 강박관념으로 이뇨제를 남용하는데 오히려 신장을 망가뜨릴 수 있다.

아침에 얼굴이 붓는 것은 정상적인 생체 현상이다. 아침에 얼굴이 달덩이처럼 부었다고 해서 부기를 뺄 목적으로 다이어트용 이뇨제를 계속 먹는 여성들을 많이 봤다. 당장 체액이 줄어들기 때문에 부기가 빠진 듯이 보이지만, 수분만 빠질 뿐 체지방이 줄어드는 것은 아니다. 체중 증가가 3~4킬로그램에 이를 정도로 부종이 심할 경우는 의사의 처방을 받아서 이뇨제를 복용해야 한다.

진짜 질병이 있어서 생기는 부종은 따로 있다. 급성으로 신장에 염증이 생기면 눈꺼풀에 부종이 잘 생기고 심하면 전신이 붓는다. 신증후군은 다리 부종이 심하다. 심부전이 있거나, 만성 간질환일 때도 부종이 생긴다. 그리고 갑상선(샘)의 기능이 떨어져도 부종이 생기는데, 이때는 피로감, 식욕 감퇴, 추위 증세가 함께 나타난다. 이외에도 혈액순환이 안 되거나, 단백질이 부족하거나, 잠자리에 들기 직전에 음식을 먹거나, 물을 많이 마신 경우, 그리고 운동이 절대적으로 부족할 때 나타나기도 한다. B씨의 경우는 아무런 질병은 없었지만, 운동 부족으로 기혈 순환이 정체되어 있었던 것이 원인으로 나타났다.

또 질병까지는 아니지만 여성에게 특히 잘 생기는 부종은 월경 전에 생기는 부종이다. 이 부종은 월경이 지나면 부기가 빠진다. 그리고 특별한 이상은 없는데도 아침에 비해 오후에 체중이 1.4킬로그램 이상 늘거나 사흘에 한 번 꼴로 오후 체중이 아침보다 0.9킬로그램 이상 차이 나는 원인 불명의 부종도 있다.

몸매 관리 때문에 고민하는 여성들 대다수는 밤사이 부은 몸이 낮에 그대로 체중 증가로 연결된다고 생각한다. 그러나 부종은 단지 몸이 붓는 것이기 때문에 살이 찌는 비만과는 구분되어야 한다. 비만은 체내의 지방량이 증가한 것이 원인인 반면, 부종은 수분량의 증가가 원인이다. 부종은 주로 혈관 안의 수분이 혈관 밖으로 빠져나가 세포들 사이에 머무르기 때문에 나타난다. 의학적으로는 3킬로그램 정도의 수분이 증가할 때 부종으로 진단한다.

한방에서는 별다른 질병 없이 부종이 심한 것은 신진대사가 나빠져서 몸에 물이 쌓이기 때문이라고 본다. 그래서 한약, 침, 추나요법 등으로 기혈의 순환을 정상으로 회복시키고, 노폐물은 배출시키고, 몸을 따뜻하게 바꾸는 방법으로 치료한다.

점심 산책을 즐겨라. 가능하면 점심 식사 장소는 직장에서 멀리 떨어진 곳이 좋다. 운동이 부족한 직장인들이 점심을 먹으러 오가면서 운동을 할 수 있기 때문이다. 특히 종일 앉아서 근무하는 직장인들에게는 출퇴근 시간을 제외하면 산책을 즐길 수 있는 유일한 시간이 점심 식후 20여 분이다. 걸을 때는 약간 빠른 걸음으로 팔을 크게 흔들면서 걸어라. 기혈 순환이 좋아지면서 오후에 다리가 붓는 증상이 많이 줄어들 것이다.

부종을 예방하는 생활 실천 TIP

부종 줄이는 림프 마사지

① 양쪽 허벅지 안쪽과 바깥쪽을 양손으로 원을 그리며 위로 끌어올린다.

② 무릎 안쪽과 바깥쪽을 손가락 끝으로 문질러주고, 무릎 뒤쪽 움푹 들어간 곳도 가볍게 눌러준다.

③ 양손으로 장딴지 뒤쪽을 감싸듯 잡고 조금씩 위로 끌어올리듯 손바닥으로 마사지해준다.

④ 발목 → 장딴지 중간 → 무릎의 순서로 천천히 문지르며 올라온다.

⑤ 아킬레스건을 엄지와 검지로 잡고 피부를 위로 끌어올리듯 부드럽게 마사지한다.

부종을 예방하는 음식

뽕잎 뽕잎은 미세먼지나 황사 속에 포함된 중금속을 배출하는 효능이 탁월하고 대소변이 잘 나오게 하며, 콜레스테롤을 줄이고 피를 맑게 하므로 노화 억제와 암 예방에 효과가 있다. 그리고 뽕나무 뿌리 속껍질은 상백피桑白皮라는 약재인데 몸속의 수분을 소변으로 배출시키는 역할을 하기 때문에 부종, 소변불리(오줌의 양이 줄어들어 잘 안 나오는 증상), 빈뇨頻尿 증상의 부기를 내릴 때 사용한다.

팥 팥에는 사포닌(인삼에 들어 있다고 알려져 있는)이 들어 있는데, 팥의 사포닌은 소변을 원활하게 배출하게 하는 이뇨 효과가 있어서 몸이 잘 붓는 경우 도움이 되고, 체내에 과잉 수분이 쌓여 지방이 쉽게 축적되어 살이 찌는 사람에게도 효과적이다. 또한 팥은 열기를 삭이고 몸에 나쁜 피를 없애주므로, 체내의 독소를 없애고 몸을 가볍게 하는 효과가 있다.

03

병은 **저녁 시간**에서 시작된다

먹고 바로 눕지 마라 역류성 식도염

체중을 줄여라 지방간

매일 1시간씩 운동하라 고지혈증

휴식 스케줄을 짜라 안면신경마비

술은 절대 금물이다 통풍

과로는 몸에 독이다 대상포진

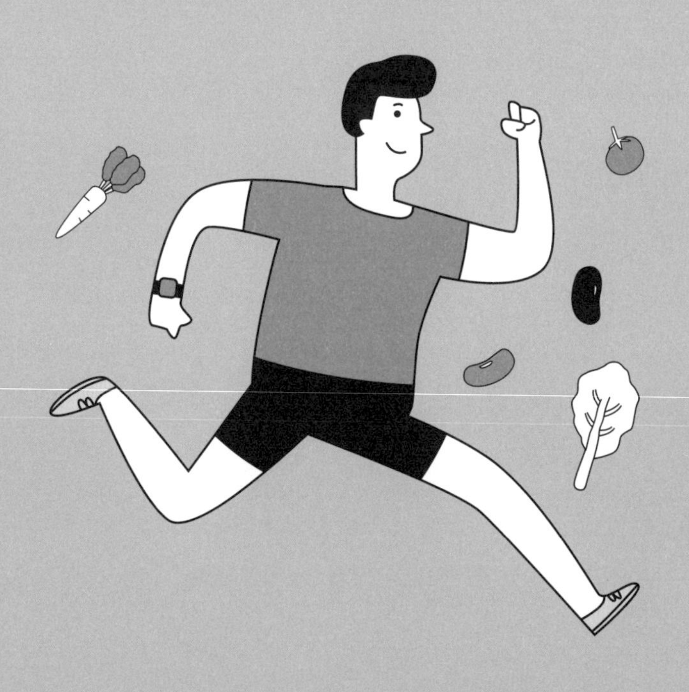

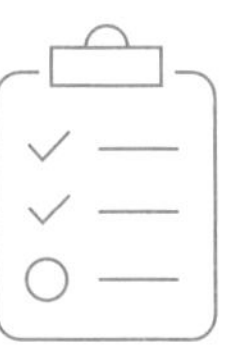

Self Check
당신은 역류성 식도염?

- [ ] 먹은 것이 없어도 유난히 트림을 많이 한다
- [ ] 시도 때도 없이 식도로 신물이나 쓴 물이 올라온다
- [ ] 속이 자주 쓰리고 목에 이물질이 걸린 듯해 음식물을 삼키기 어렵다
- [ ] 식사 후 혹은 눕거나 몸을 구부릴 때 가슴 아래쪽에 타는 듯한 통증이 느껴진다

▸ 4가지 증상이 있다면 역류성 식도염을 의심해봐야 한다.

먹고 바로 눕지 마라

역류성 식도염

사례 1

영업부의 L과장(33세 남)은 일주일에 네댓 차례 소주와 맥주, 양주 등을 섞어서 만든 '폭탄주 생활'을 지속해왔다. 술을 마시는 날은 담배도 더 많이 피워 다음 날은 곱절로 더 피곤했다. 언제부턴가 목 속에 뭔가 걸린 듯한 증상이 오래간다고 생각했는데, 어느 날 갑자기 가슴뼈 한복판이 불난 것처럼 뜨겁게 느껴지면서 쓰려왔다. 혹시 심근경색인가 해서 심장 검사를 받았지만 이상이 없었고, 다른 질병이 의심되니 위 내시경을 받아보라는 이야기를 들었다. 검사 결과, 병명은 '역류성 식도염'이었다. 병원에서 주는 약을 먹으면서 두 달간 술을 먹지 않고 치료한 덕분에 증상은 좋아졌지만 병이 낫자마자 폭탄주를 다시 마셨다. 이후 몇 달도 못 가 증상은 악화되었고, 치료하고 좋아지면 다시 술을 마시기를 반복하는 날이 계속되었다.

음식물이 식도를 통해 위로 들어가면 소화를 위해 위에서 강한 산성 분비물이 나온다. 음식물은 이 소화 분비물과 버무려지면서 소화가 된다. 이때 식도와 위장을 연결하는 괄약근은 소화액이 식도로 역류하지 못하도록 조여주는 역할을 하는데, 이 괄약근이 약해지면 위산이 역류해서 식도에 염증이 생긴다. 게다가 신트림, 속 쓰림, 가슴 쓰린 통증, 신물 넘어오는 증상들을 동반한다. 이 질병은 술, 담배, 스트레스, 과식, 맵고 짠 음식을 주로 접하는 사람들에게 아주 흔하게 나타나며, 남성이 여성보다 2.8배 더 잘 생긴다. 아무래도 술, 담배 등을 남성이 더 많이 하기 때문일 것이다.

L과장처럼 거의 매일 폭탄주나 독한 술로 폭음을 하는 사람, 특히 빈속에 술 마시는 것을 예사롭지 않게 여기는 사람은 위벽과 식도 점막에 치명타를 입을 수 있다. 알코올은 위산을 과다 분비해 식도 괄약근을 느슨하게 만든다. 게다가 술 마신 후 구토를 하면, 음식물과 함께 위산이 식도 쪽으로 올라가 약한 식도 벽을 자극한다. 식도 벽이 헐어 염증이 생기는 것이다. 식도 벽에 상처가 생기면 평소에도 구역질이 잘 생기고, 쓴 물이 올라오면서 가슴이 빼근해진다.

역류성 식도염은 점점 궤양으로 진행될 수 있고, 출혈이 생길 수도 있는 질병이다. L과장처럼 장기간에 걸쳐 재발과 치료가 반복되다가 식도가 좁아져서 음식을 잘 넘기지 못하는 식도 협착이 생길 수도 있다. 치료할 때만 금주 상태를 유지했다가 다시 몸이 좋아지면 술을 마시는 생활을 반복하고 있는 L과장이 당장 해야 할 일은 술을 끊는 것이다. 역류성 식도염은 당장 생명을 위협하지는 않지만 증상이 심해지면 통증 때문에 식사나 수면에 영향을 주고, 방치하면 식도암 등으로 발전하기도 해 금주하는 생활의 변화 없이 치료만 한다고 해결되는 질병은 아니다.

사례 2 방송작가인 K씨(28세 여)는 올빼미족이다. 방송 회의와 글 쓰는 일은 주로 밤에 하고, 아침엔 늦게까지 자는 스타일이다. 그녀의 별명은 야식녀. 밤참을 너무 좋아해 자정 넘어서 먹는 양이 낮에 먹는 양보다 많다. 이렇게 밤늦게 잔뜩 먹으면서 일하고 나면 소화도 되기 전에 잠들게 된다. 아이디어가 잘 안 나오거나 스트레스가 많은 날은 평소보다 밤참을 더 많이 먹는 것으로 스트레스를 풀다 보니 방송작가 생활 3년 만에 체중이 10킬로그램이 불었다. 또 동료들에게 미안할 정도로 트림을 자주했고, 빈속엔 속이 쓰려서 너무 괴로웠다. 건강검진 결과 '역류성 식도염'이었다.

K씨와 같은 식습관은 비만을 부를 뿐 아니라 위에 무리를 준다. 갑자기 많이 먹게 되면 위가 심하게 늘어나면서 위에 부담이 되어 소화 기능은 떨어지기 마련이다. 또한 신진대사 능력이 떨어지는 밤중에는 위산 분비가 줄어들어서 먹은 음식을 제대로 왕성하게 소화하는 것이 힘들다. 야식 습관은 만성 소화불량과 위염, 위궤양, 역류성 식도염의 원인이 된다.

밤늦게 음식을 많이 먹은 후 음식이 소화되기도 전에 바로 잠들면 위장 속에 남아 있는 음식은 위산을 분비시켜서 위벽을 자극하고, 결국 역류성 식도염을 일으킨다. 더욱이 프라이드치킨, 피자와 콜라, 족발 등 배달해서 먹는 기름진 음식들은 위에 머무르는 시간이 길고, 위와 식도 사이의 괄약근 압력을 떨어뜨려 위산을 역류시키기 쉽다.

양방에서는 역류성 식도염 치료에 위산을 억제하는 약물을 처방해서 1~2개월 내에 증상을 없애고 있다. 그러나 치료가 끝나도 생활습관을 수정하지 않은 사람들은 금방 재발한다. 과식, 야식, 불규칙한 식사, 식후 바로 눕는 습관은 꼭 고쳐야 한다. 한방 치료도 양방과 마찬가지로 생활습관의 교정을 전제로 할 때 효과가 좋은데, 위장 기능을 회복해서 순조롭게 위산이 조절될 수 있도록 한약을 처방하고, 복부 주위에 침, 뜸 치료를 한다.

먹고 바로 눕지 마라. 식사 후 바로 눕거나 자는 습관은 위산이 역류하게끔 하는 가장 나쁜 습관이다. 배부르고 졸리더라도 반드시 식후 2~3시간 후에 누워야 한다. 사람이 앉아 있거나 서서 있으면 중력 때문에 역류가 잘 일어나지 않지만 누워 있으면 상대적으로 역류가 일어나기 쉽다. 또한 침대 머리 쪽을 15센티미터 정도 올려주면 취침 중에 일어나는 역류를 어느 정도 줄일 수 있다.

역류성 식도염을 예방하는 생활 실천 TIP

술·담배는 끊어라 술·담배의 해악은 너무나 많지만, 특히 역류성 식도염이 있는 사람에게는 치명적이다. 치료하는 동안만 잠시 끊는 것이 아니고 영원히 끊는 것을 고려해본다면 역류성 식도염을 하루라도 빨리 떨쳐버릴 수 있을 것이다.

20분 이상 식사하라 밥을 빨리 먹게 되면 공기를 더욱 많이 삼키게 되면서 트림도 자주 하게 되고, 위가 팽창되어 위산이 식도로 역류되기 쉽다. 따라서 식사 시간은 20분 이상으로 여유 있게 갖자.

왼쪽 모로 누워라 오른쪽보다 왼쪽으로 누우면 위의 구조상 소화되기 전 음식물이 하부 식도 괄약근에 자극을 덜 주기 때문에 위산 역류를 막는 데 도움이 된다.

역류성 식도염을 예방하는 음식

감자 감자는 칼륨이 풍부한 알칼리성 식품으로 위산 중화 효과가 있다. 감자 생즙에 들어 있는 '알기닌arginine'은 위벽 보호 작용을 한다. 또한 식도와 위장의 점막을 강화해주기 때문에 위 기능이 약해서 생기는 위염, 위궤양, 십이지장궤양, 그리고 역류성 식도염이 있을 때 먹으면 좋다.

양배추 양배추를 먹으면 위장 점막의 신진대사가 활발해 위에 염증이 있는 경우 쉽게 낫는다. 양배추 생즙은 빈혈, 위궤양, 위장 장애에 효과가 있으며. 피를 맑게 해주고 몸의 저항력을 높인다. 양배추에는 위나 십이지장의 점막을 보호해서 재생을 돕는 비타민U와 K가 함유되어 있다. 양배추는 날것으로 먹을 때 더욱 효과적인데, 아침 공복에 꾸준히 양배추즙 또는 생잎을 먹으면 좋다.

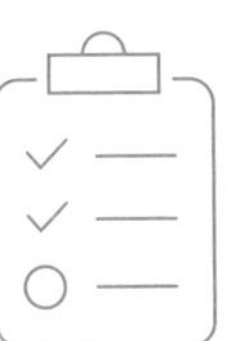

Self Check

당신의 간 건강 상태는?

- [ ] 외식을 주로 한다
- [ ] 기름진 음식을 좋아한다
- [ ] 과체중이다
- [ ] 운동을 전혀 하지 않는다
- [ ] 팔다리는 얇고 몸통에 살이 쪄 있다
- [ ] 진통제, 수면제, 스테로이드 성분의 약을 장기간 복용한 적이 있다

▶ 3가지 이상에 해당하면 현재 지방간이 있거나 발병 확률이 높다.

체중을 줄여라

지방간

사례 해마다 건강검진 결과에서 아무 문제가 없었던 J씨(50세, 여)는 최근 검진 결과에서 '지방간'이라는 진단을 받았다. 지방간은 술을 좋아하는 사람에게나 생긴다고 알고 있었던 터라 술을 전혀 못 마시는 J씨는 당황할 수밖에 없었다. 자신에게 지방간이 있으리라고는 한 번도 생각해본 적이 없었기 때문이다.

지방간은 알코올성 지방간과 비알코올성 지방간으로 나눌 수 있다. 간암이나 간경화로 이어질 수 있는 지방간은 흔히 술을 많이 마시는 남성들에게 많이 나타나지만, 술을 마시지 않는 사람에게도 지방간이 발견될 수 있다.

건강보험심사평가원에 따르면, 알코올성 지방간 환자는 2011년 4만 3,734명에서 2015년 3만 3,903명으로 약 22퍼센트 감소한 반면, 비알코올성 지방간 환자는 2011년 1만 3,429명에서 2015년 2

만 8,865명으로 115퍼센트 증가했다.

50대 초반의 폐경기 여성은 여성호르몬이 감소해서 콜레스테롤이 쉽게 쌓이기 때문에 40대보다 지방간 발생 가능성이 2배 이상 높다. 최근에는 이런 비알코올성 지방간이 알코올성 지방간보다 더 많이 발생하는 추세다. 그리고 스테로이드제를 복용하는 경우에도 호르몬의 변화로 지방간이 생길 수 있으며, 진통소염제 속에도 간 독성을 유발하는 성분이 포함되어 있다. 또 나이가 들면서 팔다리가 가늘어지고 점점 근육이 줄면 지방간 유발 확률이 적게는 1.5배에서 많게는 4배까지도 높아진다.

비알코올성 지방간의 가장 흔한 원인은 비만이다. 체내에 지방이 많이 쌓여 피하지방이나 내장지방으로 축적되고도 넘치면 결국 간에 쌓여서 지방간이 생기게 된다. 또는 당뇨, 고지혈증이 있거나 운동이 부족해서 근육량이 적으면 뚱뚱하지 않고 술을 많이 마시지 않아도 지방간이 생기는 경우가 많다. 지방간은 음식물을 통해 섭취한 지방질을 원활하게 처리하지 못하면 발병하며, 간에 지방이 쌓여 쉽게 피로감을 느끼는 질병이다. 정상 간세포의 5퍼센트 이상에 지방이 쌓이면 지방간으로 진단한다.

또 다른 지방간의 주요 원인은 과도한 음주다. 술은 인체 대사 기능을 떨어뜨리고 간에 축적된다. 지방간의 대표적인 유형이 알코올성이다. 알코올성 지방간은 과음에 의해 생기므로 술을 끊는 것이 가장 효과적인 치료법이다.

지방간을 진단받으면 '술을 줄이면 괜찮을 것'이라고 생각하기 쉽지만, '술을 줄이는 것'으로는 지방간이 낫지 않는다. '술을 끊는 것'이 정답이다. 술을 끊어야 부은 간이 가라앉고 간 기능 검사 수치가 좋아진다. 술을 끊고 채소와 단백질 위주의 식단으로 식사를 해야 간이 회복된다.

지방간은 대부분 아무 증상이 없다. 간혹 증상이 있어도 오른쪽 가슴 밑에 무언가 답답한 느낌이 들고 조금 불쾌한 정도다. 그리고 약간의 피로함과 무기력감, 식욕이 떨어지는 등의 특별할 것 없는 증상들이 있을 뿐이다. 아무 증상이 없어서 보통은 모르고 살다가 건강검진을 받고서 간 수치가 높게 측정되거나 복부 초음파 검사를 통해 알게 된다.

지방간은 제때 제대로 치료하지 않으면 알코올 간염이나 간경변증으로 발전할 수 있으며, 중증 알코올 간염이나 간경변증 환자는 간암으로 발전하기 쉽다. 지방간이 있는 사람은 간 질환 자체도 문제지만, 당뇨, 고지혈증, 뇌졸중, 그리고 협심증 등의 심혈관계 질환에도 문제가 생길 확률이 높다.

체중을 줄여라. 알코올성 지방간은 술을 끊는 등의 생활습관을 기르는 것이 중요하고, 비알코올성 지방간의 경우는 체중 감량이 가장 좋은 치료법이다. 체중을 감량하면 간에 쌓인 지방도 빠진다. 현재 체중의 10퍼센트만 감량해도 지방간이 상당히 개선된다. 식사 요법도 물론 지키면서 운동을 통해 에너지 소모를 증가시키는 것이 가장 안전하고 근본적인 치료법이다. 한 달에 1~2킬로그램 감량을 목표로 하루 30분 이상 빠르게 걷기, 수영, 자전거 등의 유산소 운동과 근력 운동을 적절히 배합해서 하는 것이 좋다. 단, 갑작스러운 금식禁食은 오히려 지방간을 악화시킬 수 있다. 현재 체중의 10퍼센트를 목표로 해서 3~6개월의 기간을 두고 서서히 감량하는 것이 좋다.

지방간을 예방하는 생활 실천 TIP

단백질을 섭취하라 적당량의 단백질 섭취는 간 기능을 개선한다. 고기, 생선, 해산물, 두부, 콩 등의 단백질 반찬을 자주 섭취하면 좋다. 단, 지방이 많은 갈비나 삼겹살, 고기껍질 쪽은 피하고 살코기를 선택해 기름을 적게 사용하는 찜 조리법으로 만드는 것이 좋다.

탄수화물을 줄여라 탄수화물을 과량 섭취하면 에너지로 사용된 나머지는 중성지방으로 바뀌어 간에 축적된다. 적정량의 탄수화물만 섭취하도록 한다.

섬유소를 많이 먹어라 섬유소는 지방을 흡착해서 체내에 쌓이지 않도록 배출하는 데 도움을 주기 때문에 고지혈증을 예방하고 중성지방을 낮추는 데 효과가 있다.

지방간을 예방하는 음식

토마토 토마토의 라이코펜lycopene 성분이 간의 해독 작용과 세포 재생에 도움을 주며 비만과 암도 예방한다.

두부 두부는 단백질이 풍부하고 열량이 적어서 다이어트에 도움이 되며, 아무리 먹어도 지방이 쌓이지 않아 지방간을 예방하는 데 도움을 준다.

마늘 마늘의 아린 맛을 내는 알리신allicin 성분이 간의 해독 작용을 도와 지방간 예방과 치료에 도움을 준다.

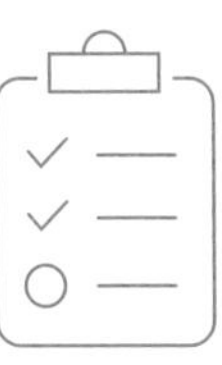

Self Check

당신은 고지혈증?

- [ ] 조금 걸어도 종아리가 아프다
- [ ] 아킬레스건(발꿈치)이 부었다
- [ ] 기름진 음식을 좋아한다
- [ ] 식사 시간이 언제나 불규칙하다
- [ ] 이유 없이 짜증나고 초조하다
- [ ] 직장에서 중간 관리직이다
- [ ] 편식이 심하다
- [ ] 잠자기 전에 잘 먹는다
- [ ] 잠이 안 오고 수면 부족이다
- [ ] 계단을 오르내릴 때 숨이 차다
- [ ] 간식을 많이 먹는다
- [ ] 커피를 자주 마신다
- [ ] 담배를 많이 피운다
- [ ] 채소를 잘 안 먹는다
- [ ] 사무직이다(실내에서 일한다)
- [ ] 달걀 요리를 좋아한다
- [ ] 가끔 어지럼증이 있다
- [ ] 업무의 잔업이 많다
- [ ] 비만인 편이다
- [ ] 변비가 있다
- [ ] 평소 스트레스가 많은 편이다
- [ ] 언제나 배부르게 먹는다
- [ ] 초콜릿이나 케이크 등을 좋아한다
- [ ] 규칙적으로 운동을 하지 않는다

▶ 5개 이상 : 당신은 콜레스테롤 관련 질병이 생길 가능성이 있다.

▶ 10개 이상 : 당신은 콜레스테롤에 주의할 필요가 있다.

▶ 15개 이상 : 콜레스테롤로 인한 질병이 발생할 위험이 높으니 꾸준한 검사와 생활습관 개선이 필요하다.

매일 1시간씩 운동하라

고지혈증

사례 1 K부장(38세 남)은 최근 건강검진 결과를 받고 깜짝 놀랐다. 최근 몇 년 동안 퇴근 후 술자리가 많았던 건 사실이지만, 체중이 5킬로그램 이상 늘고 운동을 하지 않아 고지혈증이라는 병이 생긴 것이다. K부장은 당장 식사를 채식 위주로 바꾸고 퇴근 후에 운동을 시작했다. 술자리에 참석하는 대신 운동을 했고 좋아하던 육류도 줄였다.

고지혈증은 핏속에 중성지방이나 콜레스테롤이 정상보다 많은 상태를 의미한다. 공복 상태에서 혈액검사 시, 총 콜레스테롤 240mg/dL, 중성지방 200mg/dL를 넘으면 고지혈증으로 진단한다(콜레스테롤 260mg/dL이면 각종 심혈관 질환으로 인한 사망률이 2배, 300mg/dL이면 4배가 된다).

많은 사람이 콜레스테롤을 건강을 해치는 것으로만 생각하는데, 적당한 양의 콜레스테롤은 생명을 유지하는 데 꼭 필요하다. 그런데 그 성분이 기름이어서 수용성인 혈액에는 용해되지 않는다. 따라서 이

들 콜레스테롤 성분이 혈류 내에서 이동하려면 단백질 성분과 결합해 지단백(지방질은 물에 녹지 않기 때문에 단백질로 둘러싸인 채로 혈중에 퍼져서 우리 몸 속을 돌아다니는데 이런 지방과 단백질의 결합체를 말한다) 형태를 띠어야만 한다.

콜레스테롤은 나쁜 콜레스테롤, 좋은 콜레스테롤 2가지로 나눈다. 나쁜 콜레스테롤LDL(저밀도 지단백 콜레스테롤)은 혈관에 손상을 주고 동맥경화증과 관상동맥 질환을 유발한다. 좋은 콜레스테롤HDL(고밀도 지단백 콜레스테롤)은 쌓여 있는 콜레스테롤을 간으로 전달해 우리 몸에서 없애주는 역할을 한다. 즉 콜레스테롤이 높아서 고지혈증이 되는 것은 LDL 콜레스테롤이 높기 때문이다.

고지혈증이 생기는 원인은 많이 알려져 있듯이 고지방, 고칼로리 식사, 술, 운동 부족과 비만 때문이다. 운동량이 적은 현대인들은 일과 후에도 술, 회식, 늦은 귀가 등의 일정이 이어져 고지혈증이 많을 수 밖에 없다. 물론 유전적인 요인이나 간 기능 장애, 당뇨, 갑상선 기능 저하 등도 원인이 될 수 있지만 흔하지는 않다.

사례 2 B부장(35세 여)은 뚱뚱하지도 않고, 술도 못 마시고, 육류를 좋아하지도 않는데, 얼마 전 건강검진에서 '고지혈증' 진단을 받았다. 고지혈증은 비만인 사람, 술과 육류를 좋아하는 사람에게 생긴다고 알고 있었던 B부장은 자신이 고지혈증으로 진단받았다는 사실이 황당했다.

B부장처럼 고지혈증에 대해 제대로 알지 못하는 사람이 많다. 고지

혈증은 술과 육류를 많이 먹고 뚱뚱한 사람에게만 생긴다고 알고 있는 경우가 많은데, 정상 체중이거나 마른 사람, 채식주의자도 얼마든지 고지혈증 환자가 될 수 있다.

고지혈증 진단을 받은 사람들 대부분은 기름진 음식을 끊는 식이요법에 들어간다. 기름진 음식은 콜레스테롤을 많이 함유하고 있어서 몸속 콜레스테롤 수치를 높이는 원인이 되기 때문이다.

채식주의자라고 해도 고지혈증을 피해갈 수는 없는 이유는 다음과 같다. 콜레스테롤은 음식으로 먹어서 흡수되는 것이 30퍼센트, 간에서 만들어지는 것이 70퍼센트이기 때문이다. 따라서 당신이 채식주의자라 하더라도 간에서 콜레스테롤 대사가 제대로 이뤄지지 않고, 체질적으로 필요 이상으로 콜레스테롤을 만들어낸다면 고지혈증이 생길 수 있다.

만약 혈중 콜레스테롤 수치가 특별한 이유 없이 300mg/dL가량 올라가면 부모 중 한쪽에서, 500mg/dL까지 상승하면 부모 양쪽에서 문제의 유전자를 받았을 가능성이 크다. '가족성'으로 진단되면 운동·식이요법만으론 치료하기 힘들고, 병원에서 콜레스테롤을 줄이는 약을 처방받든지, 한의원에서 혈액을 맑고 깨끗하게 하는 한약을 처방받는 것이 좋다.

고지혈증은 심각하게 동맥경화가 진행되어도 증상이 없는 경우가 대부분이다.

고지혈증을 오래 방치하면 고혈압, 당뇨, 비만, 심장마비 등을 일으킬 수 있으니, 고지혈증 환자라면 식사 조절과 운동으로 콜레스테롤 수치를 낮추는 노력을 게을리하지 말아야 한다.

매일 1시간씩 운동하라. 고지혈증이 있는 사람이 콜레스테롤을 줄이려면 일주일에 2200칼로리 상당의 운동량(5~6시간)이 필요하다. 그럼 매일 1시간씩 운동을 해야 한다는 결론이다. 이때 힘을 쓰는 운동보다는 빨리 걷거나, 가벼운 달리기, 등산, 수영, 춤, 자전거 타기 등의 유산소 운동이 좋다.

고지혈증을 예방하는 생활 실천 TIP

회식은 1차만 직장생활 중 회식이 있더라도 저녁 식사와 간단한 반주 정도로만 끝내자. 2차, 3차 계속 술을 마시면서 늦은 밤까지 음식을 먹는 것은 고지혈증을 생기게 하는 지름길이다.

콜레스테롤 검사를 해마다 해야 하는 사람 과중한 스트레스와 운동 부족으로 비만인 사람, 나이와 관계없이 흡연을 하거나 고혈압·당뇨병이 있는 사람, 협심증·심근경색증이 있는 사람, 가족 중에 협심증·심근경색증·고지혈증이 있었던 사람은 콜레스테롤에 관심을 갖고 해마다 검사하는 것이 바람직하다.

고지혈증을 예방하는 음식

콜레스테롤이 많은 음식 소나 돼지 내장, 우유, 달걀, 조개, 껍질을 제거한 닭고기, 지방 함량이 적은 육류(돼지고기, 쇠고기 등 붉은 고기)

콜레스테롤이 적은 음식 채소류, 생선류, 해초류, 해산물, 그리고 곡류나 푸른잎 채소, 과일 등 섬유질이 많은 음식. 신선한 채소나 과일, 현미·통밀 등 곡류, 그리고 오리고기, 닭고기, 생선류의 흰 살 고기

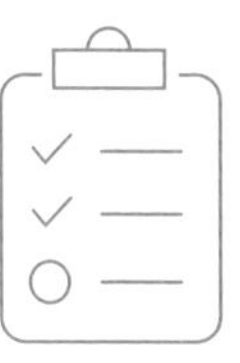

Self Check

당신은 안면신경마비?

- [ ] 지난 2~3일 동안 한쪽 귀 뒤 부위 통증이 심했다
- [ ] 최근에 과로가 누적되어 심하게 피로한 상태다
- [ ] 평소 고지혈증 또는 고혈압을 가지고 있다
- [ ] 최근에 극심한 수면 부족으로 고생하고 있다
- [ ] 중이염 후유증으로 고생하고 있다
- [ ] 단기간 동안 기력 손실이 너무 심했다

▶ 3가지 이상이 동시에 있으면 안면신경마비가 곧 생길 수 있으니 조심해야 한다.

휴식 스케줄을 짜라

안면신경마비

사례 1 입사한 지 두 달 남짓 된 신입사원 K씨(24세 여). 출근하려고 아침 일찍 일어나 세면대에서 이를 닦는데 입가로 물이 줄줄 새는 것이 아닌가. 이상해서 세면대 거울을 쳐다본 그녀는 깜짝 놀랐다. 얼굴이 일그러져 입이 한쪽으로 비뚤어졌고, 한쪽 눈이 제대로 감기지 않았던 것이다. 그녀는 몇 달 동안 신입사원 교육을 받느라 잠을 제대로 못 잤고, 새 업무에 적응하느라 쉴 새 없이 바빴다. 그런데 하필 바쁜 시기에 얼굴에 이상이 생긴 것이다. 출근하자마자 회사 근처에 있는 한의원을 찾았는데 피로 누적으로 인한 '안면신경마비'라는 진단을 받았다.

눈과 입이 비뚤어지면서 얼굴 한쪽이 마비되는 것을 안면신경마비라고 한다. 한방에서는 '구안와사'라고 부르는데 입과 얼굴이 돌아갔다는 뜻이다. K씨처럼 정신적, 육체적으로 피로가 누적되었거나 스트레스가 심할 때 잘 생긴다. 드문 경우지만 열감기 후유증이나 귓병을 심하게 앓은 후 발생하기도 한다. 청소년, 여성, 심지어는 아이들에게도 원인만 제공되면 생기는 병이다. 뇌의 이상으로 마비가 오는 중풍과는 다른 증상이며, 중풍의 전조증도 아니니 중풍까지 걱정할 필요는 없다.

안면신경이 마비된 대부분의 사람은 마비된 쪽 귀 뒷부분이 아프거나, 안면마비가 오기 며칠 전부터 귀 뒷부분이 심하게 아프다는 말을 많이 한다.

귀 뒷부분은 안면신경 분지分枝가 얼굴로 나가는 출구로, 이 부분의 신경에 염증이 생기고 붓기 때문에 통증이 있는 것이다. 그래서 귀 뒷부분 통증이 심할 때 적극적으로 치료를 하면 안면마비를 예방할 수 있다. 또 마비가 오더라도 치료 기간을 단축시킬 수 있다. 귀 뒷부분 통증이 심할수록 잘 낫지도 않고 치료 기간도 길다.

사례 2 J과장(33세 여)은 출산 후 두 달 만에 직장에 복귀했는데 몸이 회복이 덜 된 데다, 쌓인 업무를 처리하느라 녹초가 된 상태로 회사를 다녔다. 그러던 어느 날 아기가 아파서 일주일 동안 한숨도 자지 못한 J과장은 입이 한쪽으로 돌아가고 한쪽 눈이 잘 감기지 않는 것을 발견했다. 잘 감기지 않는 눈은 빡빡하게 아팠고, 눈곱이 자주 끼고, 음식 맛을 제대로 느끼기 힘들 만큼 어떤 음식을 먹어도 모래 씹는 맛이었다. 귀가 먹먹하고, 자신의 목소리가 울려서 들리기도 했다. 한의원에서 진찰받은 결과, 출산 후 회복이 덜 된 상태에서 과로와 수면 부족이 겹쳐 발생한 안면신경마비라는 진단이 나왔다. J과장은 안면신경마비 치료를 위해 아기를 친정에 맡기고 직장도 한 달 휴가를 낼 수밖에 없었다. 이후 한의원에서 한약과 침으로 치료를 받은 지 4주 만에 얼굴 마비가 회복되어 다시 직장에 복귀했고 친정에서 아기도 데려왔다.

한방에서는 침술로 얼굴 경락의 소통을 원활하게 해서 마비를 풀어준다. 한약을 처방해서 풍風, 한랭寒冷, 열熱, 습濕 등 마비의 원인이 되는 사기邪氣를 없애고, 마비된 얼굴 부위의 경직을 풀어주는 치료를 한다. 일반적으로 안면신경마비 정도에 따라 평균 4~8주 치료를 하지만, 개개인의 증상, 과거 병력, 기력 상태에 따라 6개월~1년까지 치료를 해야 하는 경우도 있다.

증상이 가볍더라도 치료가 어려운 경우도 있는데, 예를 들면 환자가 60세 이상의 노인일 때 그렇다. 영양 상태가 좋고 기력이 아주 좋은 경우를 제외하고 대부분의 노인은 기력이 떨어져 있기 때문에 증상이 가볍더라도 회복이 더디다.

또 안면신경마비가 생겼던 시점에 극도로 심각한 과로를 했다거나, 영양 상태까지 나빴다면 젊은이라 하더라도 회복이 아주 더디다. 그리고 드문 경우지만 얼굴이나 귀 뒤쪽으로 대상포진이 생기면서 발생한 안면신경마비는 회복도 더디고, 치료를 충분히 하더라도 얼굴마비의 후유증이 남는다.

어떤 병이나 마찬가지겠지만 이 병도 발병 초기의 적절한 치료가 무척 중요하다. 마비된 즉시 바로 치료에 들어가야 한다. 특히 마비 정도가 심한데도 초기 약 2~3주의 치료를 소홀히 하면 이후의 치료를 아무리 열심히 받더라도 마비된 얼굴 근육이 완전히 원래의 모습을 찾지 못하는 후유증이 발생할 수 있다. 따라서 안면신경마비가 발생하면 무조건 일을 쉬고 영양가 있는 음식을 찾아 먹어야 한다.

휴식 스케줄을 짜라. 일과 휴식의 균형점을 찾아라. 업무 스케줄을 짜듯이 휴식도 스케줄을 짜야 한다. 간단한 것 같지만 휴식 스케줄이 없는 사람이 의외로 많다. 멈출 줄 모르는 폭주 기관차와 같이 앞으로만 돌진하다 보면 어느 날 얼굴신경은 마비되어 비뚤어져 있을지도 모른다.

적절하게 계획된 휴식으로 과로를 예방한다면 안면신경이 마비되는 불상사는 없을 것이다. 꽉 차 있는 업무 스케줄 사이에 황금 같은 휴식 시간을 반드시 포함시켜라.

안면신경마비를 예방하는 생활 실천 TIP

술 먹고 시원한 데서 자지 마라 과음한 후 차가운 벽에 기댄 채 잠을 자거나, 술기운에 덥다고 옷을 다 벗고 거실에서 창문을 열어놓고 자는 것은 안면신경마비를 부르는 지름길이다.

얼굴 근육을 움직여줘라 안면신경마비를 치료받으면서 꾸준히 얼굴 근육을 움직여주는 것이 좋다. 즉, 눈을 크게 뜨는 동작, 얼굴을 찡그리고 휘파람을 불며 입꼬리를 올리는 동작, 빨대 불기, 풍선 불기, 껌 씹기 등을 자주하는 것이 좋다. 그리고 얼굴에 침 맞는 곳(경혈)을 기억해뒀다가 시간이 될 때마다 손끝으로 지그시 눌러 지압하거나 마사지해주면 회복이 빠르다.

안면신경마비를 예방하는 음식

뽕잎 뽕잎에는 단백질이 18~40퍼센트 들어 있는데, 식물의 잎 가운데 이만큼 단백질이 많이 든 것도 흔치 않다. 뿐만 아니라 철분, 칼슘, 섬유질 등도 풍부하다. 뽕잎은 콜레스테롤을 줄이고 피를 맑게 하므로 노화 억제와 암 예방에도 효과가 있으며, 안면신경마비 환자의 기력 회복에도 도움이 된다. 뽕잎 우려낸 물을 차처럼 마시는 것도 좋고, 여러 가지 음식에 넣어 함께 섭취해도 좋다.

늙은 호박 옛날에는 동짓날 늙은 호박을 삶아 먹으면 1년 내내 무병하다 할 정도로 늙은 호박의 영양은 탁월하다. 늙은 호박은 보중補中, 자양滋養, 강장强壯의 효과가 있어서 허약한 소화 기능을 따뜻하게 보호하고 영양을 보충하며 기운을 나게 한다. 또한 늙은 호박에는 신경 완화 작용을 하는 비타민B12가 들어 있어서 먹으면 잠이 잘 온다. 안면신경마비 환자들의 예민해진 신경을 편안하게 해주고, 영양을 듬뿍 공급해주는 음식 중에서는 늙은 호박만 한 것이 없다.

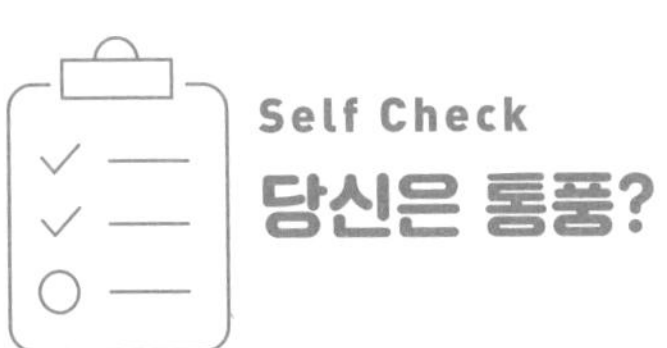

Self Check

당신은 통풍?

- ☐ 엄지발가락이 아프다가 5~7일 지나면 낫는다
- ☐ 갑자기 관절이 붓고 빨개지면서 아프다
- ☐ 엄지발가락이 신발을 신기 힘들 정도로 아프다

▸ 3가지 증상이 동시에 자주 재발하면 통풍을 의심해봐야 한다.

술은 절대 금물이다

통풍

사례 1 B씨(42세 남)는 한밤중에 엄지발가락 뼈마디에 갑작스럽게 찾아온 격렬한 통증으로 잠을 설쳤다. 통증을 참아 보려고 애썼지만 시간이 갈수록 발가락이 점점 부어올랐고 온몸에 고열과 식은땀이 났다. 2~3일이 지나자 치료하지 않았는데도 통증이 곧 없어졌다. 그러나 1년 후 한밤중에 증상이 또다시 시작되었고 이후부터는 점점 통증이 잦아지고 심해졌다. 그는 술, 담배를 모두 즐겼고 약간 비만한 체형이다. 너무 아파 며칠 밤을 통증으로 쩔쩔매던 B씨는 병원에서 검사를 받아본 결과, '통풍성 관절염'이라는 진단을 받았다.

통풍을 초기, 중기, 말기의 3단계로 분류했을 때, B씨는 중기 정도의 통풍으로 통증이 차차 심해지는 과정에 있었다. 초기 증상을 발견했을 때 치료를 시작하고 식사와 생활습관을 바꾸려는 노력이 있었더라면 악화되는 것을 예방할 수 있었다. 초기에 2~3일만 지나면 통증이 없어져 대수롭지 않게 생각했던 것이 잘못이었다.

통풍은 환자의 80~90퍼센트가 남성이다. 특히 40~50대 중년 남성에게서 많이 발생한다. 그 이유는 술과 고단백 식사, 기름진 음식을 많이 먹는 식습관 때문이다.

고단백 음식에는 '퓨린(purine : 단백질의 한 종류로 간, 민물조개, 육즙, 맥주, 뇌, 멸치, 신장, 와인, 지라, 정어리, 청어 등에 많이 포함되어 있다)'이 많은데, 이런 고단백 식사를 하게 되면 몸속에 퓨린을 대사하고 남은 찌꺼기인 요산이 혈액 속에 많이 남아 있게 되어 통풍이 생긴다. 또 요산이 소변을 통해 밖으로 제대로 빠져나가지 않고 결정체가 발가락 등의 관절 주변에 쌓여서 생기기도 한다.

통풍이 잘 생기는 사람은 비만인 사람, 술을 많이 마시는 사람, 과식하는 사람, 물을 잘 안 마시는 사람, 가족력이 있는 사람, 그리고 이뇨제와 항생제를 오래 복용해온 사람들이다.

통풍이 위험한 이유는 요산이 통풍의 원인만이 아닌 70여 종 이상의 성인병의 원인이 되기 때문이다. 통풍 환자 중 절반이 고지혈증을 앓고 있고, 3분의 1이 고혈압을 앓는다. 그 외 비만, 당뇨병, 동맥경화증 같은 병을 같이 갖고 있는 환자가 많다.

사례 2 회사원 J씨(48세 남)는 몇 년째 통풍으로 고생하고 있다. 28세에 직장생활을 시작한 이래 그의 회사생활은 폭음과 폭식의 연속이었다. 30대 초반에는 운동 후에 맥주 몇 잔 하고 나면 엄지발가락 옆 튀어나온 부분이 약간 뻐근하고 아프다가 저절로 낫곤 하더니, 40대 초반부터는 심한 운동을 하고 술을 마신 날 밤이면 엄지발가락 주위가 붓고 심하게 아파 참을 수 없었다. 검사 결과 요산 수치 10, '통풍'이라는 진단을 받았다. 그 후 소염진통제를 처방받아 2주 복용하자 통증은 없어졌다. 의사는 평생 술과 육식을 삼가고 약을 매일 먹어야 한다고 했지만 직장생활을 하다 보니 지키기가 힘들었다. 이렇게 6개월에 한 번씩 통풍이 재발하면, 한 달 술 끊고 약 먹고 2주 고생해서 낫고 그러기를 반복하는 생활이 계속되었다. 45세를 넘어서니 세 달 간격으로 통풍이 오기 시작했고, 작년부터는 발작 때 발등까지 부어올라 한 달 이상을 치료해야 증상이 겨우 잦아드는 상태에까지 이르렀다. 게다가 이제는 치료 후에도 평소 찌릿 거리는 감은 여전했다. J씨는 이제 통풍이 만성이 되었구나 하고 자포자기한 상태다.

통증 질환 중에 사람을 가장 괴롭히는 것을 꼽으라면 통풍이 몇 손가락 안에 꼽힐 만큼 그 통증이 아주 고통스럽다.

통풍은 엄지발가락 주변, 발등, 발목, 무릎 등 하지 관절에 주로 생긴다. 통증과 함께 관절이 붓고 열이 나며, 또 염증이 생겨 밤잠을 설치는 것은 물론이고, 심하면 신발을 신기조차 힘들다. 치료하지 않고 그대로 방치하면 관절이 녹아서 뼈 위치까지 멋대로 뒤틀리는 경우도 있다.

요산 수치가 높더라도 요산 결정체가 쌓여 통풍이 발병하는 데는 최소 10~20년이 걸린다. J씨 역시 폭음과 폭식하는 습관 때문에 생긴 통풍이었지만, 30대에는 통증이 그다지 심하지 않았던 초기 단계였고, 40대 이후에서야 요산 결정체가 발가락 관절 주위에 결정체로 쌓여서 나타나는 극심한 급성 관절통증을 느끼게 된 것이다.

통풍이 흔해지다 보니 잘못된 정보도 많다. 흔한 오해 중 하나가 피

검사를 해서 요산 수치가 높으면 통풍이라고 믿는 경우다. 통풍이란 요산 수치가 높은 사람 중 일부에게서 관절염이 생긴 것을 말한다. 즉, 정확한 '통풍' 진단은 혈액 검사로 요산 수치가 7.0mg/dL 이상이면서, 관절액 검사를 통해 요산 결정체를 확인한 경우에 한한다.

양방에서는 평소에는 요산 수치를 낮추는 약을, 통증이 있을 때는 소염진통제를 처방한다. 그리고 한방에서는 요산을 제거하고 혈액을 깨끗하게 하는 약재와 인체 기혈 순환을 좋게 하고 신장 기능을 끌어올리는 약재를 처방해서 환자의 전반적인 체력과 장기의 기능 개선을 도모하는 치료를 한다. 또 통증이 심할 때는 약침, 침, 부항 등의 치료를 한다. 그러나 이런 치료도 통풍을 앓는 환자의 식생활 습관이 바뀌지 않으면 효과를 기대하기 힘들다.

술, 끊어야 한다. 통풍을 악화시키는 주된 요인은 술과 기름진 안주다. 술에 취해 있는 동안에는 일시적으로 인체 내에 요산이 증가하고, 술이 소변으로 요산이 배출되는 것을 억제해 증상이 악화된다. 따라서 통풍 환자가 장기간 술을 마시는 것은 위험한 행동이다. 통풍은 상태가 안정되면 증상이 잠복했다가 술, 과로 등으로 악화되기를 반복한다. 근본적인 치료를 위해서는 평소 통증이 없을 때 미리 치료하고 주의하는 것이 바람직하다. 통증이 없을 때에도 술은 절대 금물이다.

통풍을 예방하는 생활 실천 TIP

초기 단계에 치료하라 젊었을 때부터 오는 약한 통풍을 무시하면 안 된다. 이때부터 체질 개선을 위한 노력을 해야 악화되는 것을 예방할 수 있다.

조금씩 체중을 줄여라 대부분의 통풍 환자들은 비만인 경우가 많아서 병원에서 체중을 줄이라는 처방을 받는다. 체중을 줄일 때는 조금씩 계획적으로 줄여야 한다. 체중이 갑자기 줄거나 늘었을 때, 통풍 발작이 일어날 수 있는데 이는 요산의 농도가 급격하게 변화하기 때문이다.

통풍을 예방하는 음식

물을 하루 3리터 이상 마셔라 물을 많이 마시면 콩팥에서 요산 배출이 잘 이뤄진다. 예방을 위해서든, 이미 통풍이 있는 사람이든 물은 최대한 많이 마셔라. 많이 마셔서 좋은 액체는 단연 물이 최고다.

통풍 환자가 주의해야 할 음식 퓨린 함량이 높은 음식(육류, 내장, 청어, 멸치, 고등어, 정어리, 효모, 베이컨, 콩, 시금치)을 적게 먹도록 노력해야 한다. 이 음식을 아예 안 먹을 수는 없다. 음식을 너무 제한하다 보면 오히려 심각한 영양실조가 생겨 인체 대사에 더 악영향을 끼칠 수 있다. 그러므로 너무 심하게 음식을 조절할 필요는 없지만 참고해서 조금씩만 먹도록 하자.

짜게 먹지 마라 짜게 먹는 것은 통풍 합병증(고혈압, 당뇨병, 고지혈증)을 일으킬 위험이 높다. 무엇보다 신장에 부담을 주는 식습관이다. 콩팥에서 요산 배출을 원활하게 하려면 싱겁게 먹는 습관을 길러야 한다.

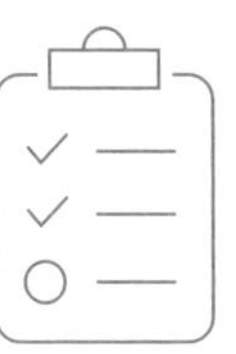

Self Check

당신은 대상포진?

- [ ] 이전엔 경험하지 못했던 통증이 한쪽에 갑자기 생겼다
- [ ] 통증 부위에 붉은 띠 모양으로 넓게 수포(물집)가 나타났다
- [ ] 얼굴, 가슴, 복부 등에 나타난 수포를 따라 타는 듯한 통증이 있다
- [ ] 열이 나고 오한이 있다
- [ ] 속이 약간 메스껍고 배가 아프며 설사가 있다

▸ 3가지 이상이 동시에 있으면 대상포진을 의심해봐야 한다.

과로는 몸에 독이다

대상포진帶狀疱疹

사례 1 회사원 K씨(29세 여)는 연이은 야근과 스트레스가 겹친 후, 열이 나고 등과 가슴에 심한 통증이 있었지만 '감기 몸살'로 생각하고 병원에 가지 않았다. 며칠이 지나 한쪽 허벅지에 붉은 물집이 생긴 후에야 병원을 찾았는데 '대상포진' 진단을 받았다. K씨는 통증이 너무 심해서 결국 일주일 병가를 내고 병원 치료를 받아야 했다.

통증이 있으면서 피부에 붉은 수포가 생기는 대상포진은 예전엔 면역력이 떨어지는 노인들에게 주로 생겼던 질병이었다. 그러나 최근에는 과로와 스트레스에 찌들어 면역력이 약해진 젊은이들에게도 흔하게 발생하고 있다.

대부분은 대상포진에 대해 잘 알지 못하기 때문에 처음엔 K씨처럼 감기 몸살이나 근육통으로 생각하기 쉬워서 초기 치료를 놓치는 경우가 많다.

대상포진은 어렸을 때 수두를 앓았던 사람의 몸에 남아 있던 수두균이 다시 병을 일으켜 피부에 작은 물집과 심한 통증을 생기게 하는 피부 질환으로, 수두를 앓지 않은 사람에게 감염이 잘 되는 병이다. 어릴 때 수두를 앓았던 사람 5명 중 1명 꼴로 성인이 된 후 대상포진을 경험한다.

대상포진은 주로 몸이 약해진 노인이나 건강이 나쁜 사람, 암 환자 등과 같이 면역 기능이 저하된 사람, 스트레스를 많이 받는 사람, 심하게 피곤한 사람에게 잘 생긴다.

증상은 초기에는 영락없는 감기 몸살처럼 열이 나고 오한이 난다. 통증도 처음엔 몸의 한쪽 부위, 가슴·허리·팔·얼굴 순으로 나타나는 경우가 일반적이다. 그래서 초기엔 감기 몸살이라고 스스로 진단하고 감기약만 먹다가 심해지면 병원을 찾는데, 병원에서도 신경통이나 디스크, 오십견 등으로 오진을 하는 일이 있다. 통증과 함께 며칠이 지나 피부에 물집이 잡히고 나서야 '대상포진'이라는 확진을 받는다. 따라서 평소 경험해보지 않은 통증이 몸의 어느 한쪽에서만 나타난다면 대상포진을 의심해볼 필요가 있다.

대상포진에 의한 통증은 바이러스가 오른쪽 또는 왼쪽으로 한 가닥씩 나와 있는 신경 줄기를 따라 퍼지기 때문에 증상이 몸통의 한쪽으로만 나타난다. 통증이 나타나고 보통 3~10일 정도 지나면 피부 반점과 물집이 생기는데, 처음에는 작은 물집이 드문드문 나타나다가 점점 뭉치면서 띠 모양이 된다.

사례 2 외국계 회사에 근무하는 C씨(28세 남). 신입사원인 데다 한 달째 야근을 했더니 주말 동안 오한이 심하게 들면서 열이 나기 시작했다. 너무 피곤해서 몸살이 왔으려니 생각하고 며칠 쉬었지만 낫지 않았다. 어깨와 가슴이 심하게 결리는 통증을 견디다 못해 병원을 찾은 C씨에게 내려진 최종 진단은 이름도 생소한 '대상포진'. 곧 한쪽 얼굴에 수포가 나타났고, 설상가상으로 안면신경마비까지 왔다. 얼굴이 땅기고 쑤시는 통증과 마비된 얼굴 때문에 우울증, 불면증까지 겹쳐 C씨의 스트레스와 불안은 극도에 달했다. 게다가 이제 돌이 갓 지난 아들에게 바이러스를 옮길 수도 있으니 아들과 접촉하지 말라는 이야기마저 들었다.

수포는 몸통과 엉덩이에 가장 흔하게 생기지만 간혹 얼굴에 생길 수도 있다. 안면신경을 따라 발생할 경우에는 한쪽 눈이 감기지 않고 입이 삐뚤어지는 안면신경마비 증상이 나타난다. 눈에 대상포진이 발생하는 경우엔 각막염 증상이 나타나고, 심할 때는 시력을 잃을 수도 있다. 가장 흔한 합병증으로는 몇 개월 내지 수년 동안 신경통에 의한 통증이 계속되는 경우로, 특히 노인 환자에게서 발생한다. 또한 수포에 세균 감염이 생길 수도 있고, 부분적인 수포였던 것이 전신으로 번지는 경우도 있어서 반드시 전문가의 진찰과 치료를 받는 것이 현명하다.

또 대상포진에 걸렸을 때는 바이러스가 잠복해 있다가 인체의 저항력이 떨어진 틈을 타서 다시 활성화되어 나타나기 때문에 어린이와의 격리가 필요하다. 전염이 되지 않는다는 의견도 있고, 전염은 되는데 수두를 앓은 경험이 없는 사람이나 어린이, 노약자만 전염된다는 의견도 있지만 미리 예방하고 조심해서 나쁠 것은 없다.

무엇보다 대상포진은 초기 치료가 중요하다. 치료 시작이 늦어지면 포진 후 신경통(대상포진이 치료된 후에도 수주나 수개월, 혹은 수년간 신경통이 계속되는 후유증)에 시달릴 수 있기 때문이다. 특히 피부 발진이 나타나면 바로 치료에 들어가야 한다. 물집 발생 후 3일 이내에 항바이러스제를 주사하면 발진이 빨리 가라앉고 통증이 완화된다. 포진 후 신경통 발생 역시 최소화할 수 있다.

한방에서는 급성 발진 때는 피부의 열을 식혀주고 기혈 소통을 돕는 약침과 통증을 제어하고 어혈을 풀어주는 한약 요법을, 후유증 때는 면역 기능을 높이고 기혈 순환을 돕는 한약을 처방해서 다스린다.

무리하지 마라. 아우토반을 최고 속도로 질주하는 자동차처럼 자기 자신을 너무 채찍질하지 마라. 나이와는 상관없이 과로는 몸에 독으로 작용한다. 대상포진을 경험해본 사람들은 그제야 자신이 그동안 육체적·심리적으로 너무 무리했다는 것을 깨닫는다. 과로하면 체력은 약해지고 그만큼 면역력은 떨어진다. 대상포진은 이런 몸을 공격한다.

대상포진을 예방하는 생활 실천 TIP

휴식과 안정이 최우선이다 대상포진이 생기지 않으려면 과로, 과음, 수면 부족 상태가 오래가지 않도록 컨디션을 잘 조절하는 것이 최고다. 일단 대상포진이 생기면 무조건 쉬어야 한다. 병원 치료를 하더라도 면역력이 뒷받침되면 회복이 빠르기 때문이다. 과로해서 생기는 병이니만큼 병이 생긴 후라도 쉬어야 한다.

수포가 생긴 부위는 냉찜질하라 수포(물집)가 생긴 초기에는 냉찜질이 통증을 가라앉히는 데 도움이 된다. 목욕할 때는 물집이 터지지 않도록 조심스럽게 닦아주는 게 좋다. 상처 치료에는 자극성 강한 반창고를 붙이기보다는 항생제가 포함된 거즈를 사용한다.

대상포진을 예방하는 음식

밥이 보약이다 세 끼 식사가 부실한 것은 기초공사가 부실한 집과 같다. 대상포진은 과로로 면역력이 떨어진 때에 생기는 질병이니만큼 대상포진이 생겼을 때는 하루 세 끼 식사를 정성껏 챙겨 먹는 것이 중요하다. 특히 고단백, 고비타민, 저지방 식사와 신선한 과일, 채소 위주로 식단을 정하라.

04

병은 **생활습관**에서 시작된다

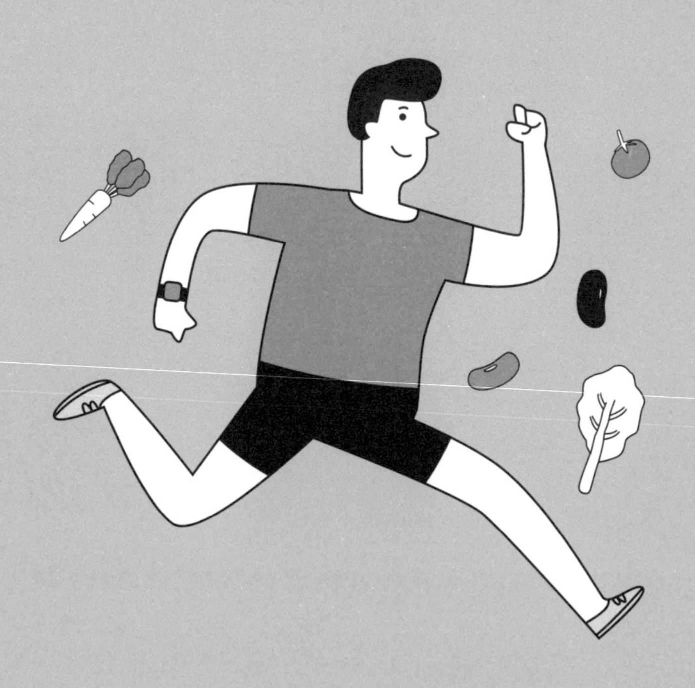

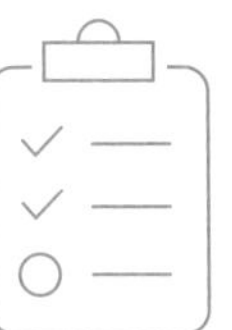

Self Check

당신은 만성피로증후군?

- [ ] 집중력과 기억력이 떨어진다
- [ ] 새로 생긴 두통이 지속된다
- [ ] 잠을 잘 못 자고, 자고 나도 개운하지 않다
- [ ] 관절 여기저기가 붓거나 이유 없이 아프다
- [ ] 온몸의 근육이 돌아가면서 아프다
- [ ] 목구멍 안쪽이 부어 있다
- [ ] 목 옆이나 겨드랑이의 임파절이 부어 있다
- [ ] 가벼운 활동 후에도 심한 피로감이 오래 지속된다

▸ 4가지 이상의 증상이 동시에 발생해서 6개월 이상 지속된다면 만성피로증후군이다.

자가진단은 절대 금물이다

만성피로증후군

사례 1 대기업에 다니는 30대 후반의 L과장. 1년 전쯤부터 피곤하다는 말을 입에 달고 산다. 주말에 잠만 자면서 쉬어도 봤지만 피곤한 느낌은 여전했다. 계속 잠만 자고 싶고, 잠을 자도 잔 것 같지 않고, 운동하거나 육체적으로 조금 더 피곤하다 싶으면 심하게 맥을 못 췄다. 이런 기간이 오래되자 각종 건강식품과 보약을 먹었지만 아무 소용이 없었다. L과장은 급기야 정밀 검사를 받았고 만성피로증후군이라는 진단이 나왔다.

L과장의 일과는 이랬다. 거래처를 방문하는 날은 바빠서 점심을 건너뛰는 날이 많았고, 저녁 식사는 야근 도중에 잠깐 짬을 내 회사 근처에서 대충 때웠다. 업무가 많다는 핑계로 운동을 안 한 지도 오래되었고, 일이 일찍 끝나는 날엔 동료들과 늦은 밤까지 음주가무로 스트레스를 풀었다. 입사 후 10년간 체중은 10킬로그램 이상 불었고, 몸은 더 약해져서 환절기 때마다 걸리는 감기는 들었다 하면 떨어질

줄 몰랐다.

사람의 몸은 자정 능력이 있어서 단기간의 피로는 잠을 자거나 쉬면 없어진다. 그러나 L과장처럼 불규칙한 식사와 잘못된 생활습관이 오래 지속되면 이런 자정 능력은 곧 무너지고 만다. 쉬면 바로 회복되던 몸이 아무리 쉬어도 회복되지 않고, 스스로 피로감을 이겨낼 수 없는 상태가 지속되어 결국 면역력마저 극도로 떨어진다. 바로 이 상태가 만성피로증후군이 있는 사람의 몸 상태다.

목구멍과 임파절이 붓고, 온몸의 관절이 다 아파 진통제와 소염제를 복용했는데도 똑같은 증상이 지속된다면 만성피로증후군일 가능성이 높다.

사례 2 늘 피로에 쩔쩔매는 회사원 K씨는 출근길에 회사 옆 약국에 들러 피로회복용 드링크제를 한 박스씩 산다. 회사 냉장고 안에 드링크제가 들어 있지 않으면 기운이 나지 않는 것 같아 습관적으로 드링크제를 사다 놓고 수시로 마셨던 것이다. 그러나 스스로를 만성피로증후군 환자라고 생각하면서도 병원에서 검사를 제대로 받아본 적은 없다.

바쁘다 보면 원인을 찾아 치료를 하기보다는 그때그때 편하게 피로를 푸는 방식을 택하게 된다. K씨처럼 드링크제나 진한 커피, 심지어는 각성제를 복용하고, 스스로 피로 누적이라고 판단하면서도 제때에 제대로 치료하지 않는 사람이 많다.

하지만 간염, 결핵, 고혈압, 당뇨, 빈혈, 갑상선 질환, 암 등의 질병에도 피로 증상이 있다. 정확한 검사를 하지 않고서는 단순한 피로인지 질병인지 구분할 수 없다.

그러므로 피로에 대한 자가진단은 절대 금물이다. 당신이 6개월 이상 지속적으로 피로감이 든다면 우선 질병 때문에 생기는 피로감은 아닌지부터 검사를 해보고, 특별히 다른 원인이 없다면 확실히 만성피로증후군으로 생각해도 된다.

피로해서 보약을 지으러 한의원에 갈 때도 마찬가지로 자가진단은 금물이다. 다른 질병 때문에 피로가 지속되는 건 아닌지 미리 병원에서 검사를 해본 후에 한의원에 가야 한다. 한방에서는 아무 원인 없이 만성적인 피로가 지속되면 보약보다는 만성피로증후군을 치료하는 한약을 처방한다. 피로하면 무조건 보약을 먹어야 한다는 선입견은 버리자. 한의사의 전문적인 소견에 따라 진단에 맞는 한약을 처방받는 것이 좋다.

규칙적인 생활을 하라. 만성 피로의 가장 큰 원인은 불규칙한 식사, 과도한 인스턴트식품의 섭취, 충분하지 못한 휴식, 운동 부족, 흡연이나 음주 등의 잘못된 생활습관이다. 그 외 별다른 이유 없이 계속 피로하다면 너무 많이 쉬는 것도 문제가 될 수 있다. 이럴 때는 신체리듬에 규칙을 주는 것이 현명하다. 잠도, 식사도, 운동도 모두 규칙적으로 조율하다 보면 몸은 제 리듬을 되찾을 것이다.

만성 피로를 예방하는 생활 실천 TIP

균형 잡힌 식사를 하라

지나치게 많은 휴식은 피하라

커피는 하루 2잔 이하로 줄여라

매일 유산소 운동(조깅, 수영, 걷기)을 20~30분 이상 하면서 즐겨라

술, 담배는 신체 면역력을 떨어뜨리니 되도록 끊어라

일주일에 하루는 가족과 함께 온전히 휴식을 취하라

만성 피로를 예방하는 음식

사과 사과에 함유된 사과산이나 구연산 등의 유기산은 피로 회복에 효과가 좋다. 사과의 새콤달콤한 맛을 내는 능금산, 구연산, 주석산과 같은 유기산이 기분을 상쾌하게 하고 피로를 풀어주기 때문이다. 이러한 유기산은 긴장을 풀어주는 진정 작용을 하기 때문에 불면증에 좋고, 빈혈과·두통에도 효과적이다. 뿐만 아니라 스트레스로 인한 긴장을 완화시켜주는 데도 탁월하다.

꿀 꿀은 꽃가루 특유의 비타민, 단백질, 미네랄, 방향성 물질, 아미노산 등의 이상적인 종합 영양 성분 이외에 효소까지 지니고 있어 '살아 있는 식품'으로 통한다. 포도당과 과당이 주성분이며, 흡수가 빨라 피로 회복 효과는 어떤 식품과도 비교할 수 없다.

홍삼 홍삼은 근육 내 젖산이 쌓이는 것을 억제해 피로를 덜 느끼게 해주는

효과가 있다. 간에 쌓인 피로물질을 정상 수준으로 신속히 회복시켜주기 때문에 금세 피로가 풀린다.

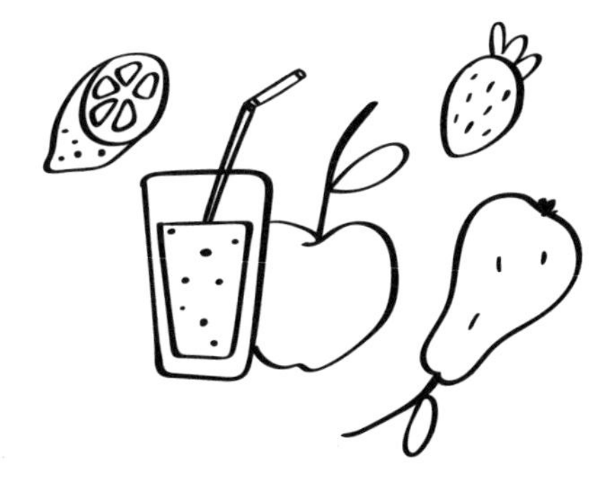

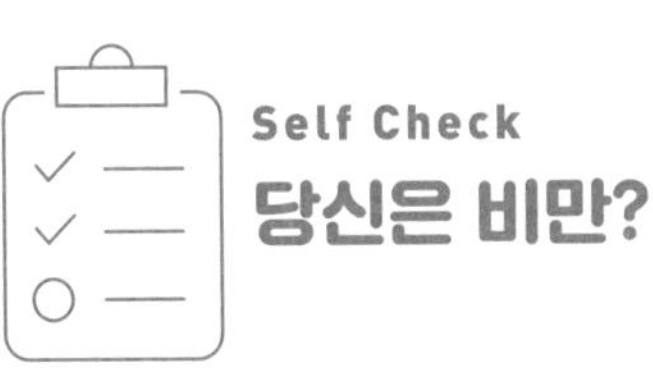

Self Check

당신은 비만?

☐ 몸무게(킬로그램)/키(미터)의 제곱

▸ 예를 들어 몸무게 57킬로그램에 키 162센티미터의 경우, 57/1.62 x 1.62 = 21.72이므로 정상체중 20 이하는 저체중, 20~24는 정상, 25~29는 과체중, 30 이상은 비만

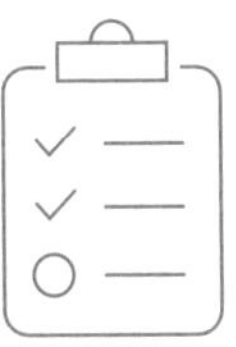

Self Check

당신은 복부 비만?

☐ 허리둘레/엉덩이둘레

▸ 허리둘레는 배꼽 아래 2센티미터 지점을 측정, 엉덩이둘레는 엉덩이 부분 중 가장 넓은 부위 둘레를 측정한다. 예를 들어 허리둘레 86센티미터에 엉덩이둘레 100센티미터의 경우, 86/100=0.86이므로 복부 비만이 아니다. 남자 : 1, 여자 : 0.9 이상이면 복부 비만

뚱보가 되려면 아침을 걸러라

비만

사례 1 B씨(40대 중반 남)는 매년 종합검진 때마다 '비만', 특히 '복부 비만' 진단을 받았다. 뱃살 때문에 나이가 더 들어 보이는 것은 물론이고, 지방간, 동맥경화, 고혈압 등의 원인이 모두 복부 비만 때문이었다. 그는 평일 저녁에 회식을 하면서 술을 많이 마시는 생활을 몇 년째 해왔고, 저녁 식사를 하지 않고 술을 마신 날은 늦게 귀가하더라도 꼭 밥을 먹고 잠드는 습관이 있었다.

밖에서 사 먹는 음식은 대개 입맛을 돋우는 조미료, 설탕 등을 많이 사용해 조리하기 때문에 맛있어서 평소보다 많이 먹게 된다. 그래서 외식을 자주 하면 뱃살이 빠지기 힘들다.

복부 비만은 잘못된 식생활과 무절제한 생활, 과도한 스트레스, 운동 결핍 등으로 기초대사량이 떨어진 중년의 직장 남성에게서 쉽게 볼 수 있다. 특히 음주와 흡연, 고지방 음식 섭취와 밀접한 관계가 있다. 게다가 남자는 여자에 비해 내장층의 지방이 2~3배 많고, 대개 술·담배를 하기 때문에 여성보다 복부에 지방이 쌓이기 쉬운 조건을 갖추고 있다.

사례 2 K씨(30대 초반 여)는 시중에 유행하는 다이어트는 안 해본 것이 없을 정도로 다이어트에 관심이 많다. 그녀가 좋아하는 다이어트 방법은 손쉽게 할 수 있는 원푸드 다이어트나 굶는 다이어트다. 그러나 효과는 다이어트를 할 때뿐이고 요요 현상으로 몸무게는 이전보다 더 무거워졌다. 비만의 원인은 불규칙한 식사량과 스트레스성 폭식이었는데, 그녀는 스트레스가 쌓이면 먹는 것으로 스트레스를 해소했다.

사람이 견디기 힘든 극심한 스트레스를 받으면 그 순간 소화액은 줄어들고 식욕은 달아난다. 그러나 장기간 스트레스를 받으면 식욕은 오히려 왕성해져 많이 먹게 되고 자연스레 뱃살도 늘어난다.

스트레스를 받으면 스트레스 호르몬 코르티솔cortisol이 많이 분비되는데, 이 호르몬은 복부에만 지방을 쌓는 일을 해 복부 비만을 유발한다.

그래서 오래 굶게 되면 몸은 비상사태에 돌입해 체지방이 뱃살 주변으로 모여든다. 또 불규칙하게 식사를 하면 몸은 언제 음식이 들어오는지 알 수 없기 때문에 비상 체제를 가동해서 에너지를 모아두려고 애를 쓴다.

반면 규칙적으로 음식을 주면 몸은 불안해하지 않고 그때그때 섭취한 에너지를 계획적으로 사용하므로 뱃살이 늘어나지 않고 오히려 줄어든다. K씨가 만약 이 상태로 계속 '굶기'와 '폭식'을 반복한다면 몸은 점점 스트레스를 받아 피하지방을 모으게 되어 진짜 뚱보가 되고 말 것이다.

사례 3 H씨(30대 후반 남)는 퇴근 후 저녁을 먹고 나면 자기 전까지 소파에 누워 TV를 보는 것이 일과다. 평소에 특별히 하는 운동도 없고, 출퇴근도 자가용으로 하기 때문에 하루 평균 걷는 시간은 30분도 채 안 된다. 가까운 거리도 승용차나 택시를 이용하고, 2~3층을 오르내릴 때도 엘리베이터를 이용했다. 그는 최근 몇 년 동안 체중이 무려 10킬로그램이나 늘었다.

당신은 예전에 비해 많이 먹고 덜 움직이는가? 먹은 만큼 소비해줘야 피하지방이 쌓이지 않는다. H차장처럼 하루에 30분도 채 걷지 않고 퇴근 후에도 꼼짝 않고 TV만 본다면 체중은 당연히 늘어날 수밖에 없다. 소파에 퍼질러 앉아 TV를 보면서 끊임없이 음식을 먹어대는 '카우치 포테이토couch potato' 생활방식을 버려야 한다. 기존의 생활방식을 바꾸지 못하면 금세 뚱보가 될 것이다. 비만은 심근경색, 협심증, 뇌경색, 뇌출혈 등의 중풍, 그리고 당뇨병과 악성종양 등을 일으키는 기초 질환이다. 사소하지만 잘못된 생활습관이 여러 질병의 원인을 제공하는 것이다.

아침은 꼭 먹어라. 아침을 먹지 않으면 몸은 전날 저녁부터 다음 날 점심까지 거의 16시간 정도 공복 상태가 된다. 우리 몸은 이 시간 동안 불안해하며 스트레스를 잔뜩 받고는 언제 에너지를 공급받을지 몰라 복부지방에 비상 에너지를 저장해 살이 찌는 것이다. 비만 환자 중에 상당수가 아침을 먹지 않는다는 것을 명심하라.

비만을 예방하는 생활 실천 TIP

출퇴근 시간을 이용해서 많이 걸어라 바쁜 업무 때문에 개인적으로 운동하러 갈 시간은 꿈도 꾸지 못한다면 출퇴근 시간을 활용하라. 당신이 만약 버스를 타고 출퇴근하는 직장인이라면, 서너 정거장을 먼저 내려서 빠른 걸음으로 걸어서 출근하라. 퇴근길에도 마찬가지다. 서너 정거장 먼저 내려서 집까지 빠른 걸음으로 걸어서 퇴근하는 것이다. 익숙해지면 걸어서 출퇴근하는 거리를 조금씩 더 길게 잡으면 좋다. 시간과 비용을 절약할 수 있는 일석이조의 방법이다.

배부르다고 느끼기 전에 숟가락을 놓아라 음식을 먹고 나서 '배가 부르다'고 느끼는 신호는 실제로 위장에서 느끼는 것이 아니라 뇌의 포만 중추가 느끼는 것이다. 그런데 음식을 너무 빨리 먹으면 배가 부르다고 뇌가 느끼기도 전에 위장이 꽉꽉 차올라 배가 부를 때쯤 이미 위장은 포화 상태가 된다. 그러므로 되도록 천천히 먹고 배부르다고 느끼기 전에 숟가락을 놓는 습관을 들이자.

비만을 예방하는 음식

토마토 토마토는 다이어트 식품으로 최고의 과일이다. 중간 크기 토마토 1개의 칼로리가 40칼로리를 넘지 않으니(밥 한 공기는 280칼로리) 아침 식사를 토마토로 대신하거나 식전에 토마토 1개를 먹어 식사량을 줄이는 방법으로 다이어트에 응용하는 것이 좋다. 토마토의 성분 중 하나인 펙틴이 위에 머무는 시간이 길어 포만감이 오래 간다. 간식으로 아이스크림이나 과자 대신 토마토를 곁에 두고 먹는 습관을 들이는 것도 다이어트에 도움이 된다.

바나나 바나나는 다른 과일에 비해 탄수화물은 많지만 열량은 80칼로리 정도(바나나 1개)이니 하루 2개 정도 간식으로 먹는 것은 체중 증가에 아무 영향을 끼치지 않는다. 바나나에 함유된 과당은 사과나 포도의 3분의 1 수준이기 때문에 과당도 걱정하지 않아도 된다. 오히려 풍부한 식이섬유가 포만감을 주고, 펙틴 성분이 장의 기능을 활발하게 해 변비 예방에 효과적이어서 다이어트 식사 대용으로 훌륭한 과일이다.

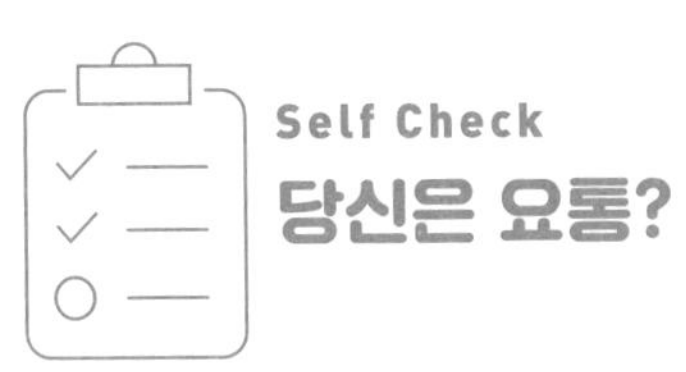

Self Check

당신은 요통?

- [ ] 아침에 일어나면 허리가 아프다
- [ ] 의자에 2시간 이상 앉아 있으면 허리가 아프다
- [ ] 1시간 이상 서 있으면 허리가 아프다
- [ ] 일 년에 한 번 이상은 허리를 삔다
- [ ] 자다가 한쪽 종아리 근육에 쥐가 나서 고생하는 일이 자주 있다

▸ 1가지 이상이면 허리 건강에 문제가 있다.

허리 근력을 키워라

요통

대체로 허리를 많이 쓰고 고된 일을 하는 사람들에게 요통이 많을 것이라는 예상과는 달리, 육체노동자들은 허리 근육이 잘 발달하여 요통이 적은 편이다. 오히려 하루 종일 사무실에서 컴퓨터 작업만 하는 사무직 종사자들이 허리 근육이 약해, 사소한 충격에도 허리를 쉽게 다쳐 요통에 노출될 위험이 높다. 실제로 병원을 찾는 요통 환자들 중에는 주부나 육체노동자들보다 사무직 남성들이 2배나 더 많다.

사례 1 대기업에 다니는 J부장. 어느 날 새벽, 허리가 너무 아파 잠에서 깼다. J부장은 지난주 상갓집 두 군데에 조문을 갔었다. 두 군데 모두 차로 왕복 5시간 걸리는 먼 거리여서 장시간 운전과 상갓집에서 밤늦도록 고스톱을 치면서 자리를 지키느라 오래 앉아 있었던 것이 허리에 무리를 준 모양이었다.

요통은 의사의 치료보다 환자가 스스로 관리하는 것이 더 중요하다. 일상생활에서 허리에 무리가 가는 자세는 안 하는 것이 현명하다. 그러나 J부장은 운전, 고스톱과 같이 허리에 부담을 주는 자세를 장시간 유지했다. 이런 자세는 허리 근육이 튼튼하지 못한 사람인 경우 금방 탈이 난다. 장시간 운전을 할 때는 동반자와 운전을 교대하고, 휴게소에 들러 자주 허리를 쉬게 해주는 것이 좋다. 그리고 고스톱은 허리와 무릎 관절을 모두 망가뜨리는 게임이다. 절대 1시간 이상 몰두하지는 말자. 관절이 썩는 지름길이다.

사례 2 회사원인 L과장. 퇴근 후 귀가해서 저녁을 먹고 소파에 누워 TV를 보는 것이 유일한 취미다. 그러다가 아침까지 소파에서 잠을 자는 날도 많다. 어느 날 아침, TV를 보다가 소파에서 자다 깼는데 허리를 꼼작도 할 수가 없었다.

소파에 길게 드러누워 몇 시간이고 TV를 보는 것은 척추 건강을 무시하는 습관이다. 게다가 누워 있다 그대로 잠드는 생활을 반복하면 허리 근육은 점점 약해질 수밖에 없다. 이런 잘못된 습관 때문에 조금만 자세가 불편해도 금방 허리가 아픈 것이다.

요통은 아무 이유 없이 찾아오지 않는다. 평소에 척추와 허리 근육을 제대로 관리하지 않았기 때문이다. 자주 허리를 삐거나 오랫동안 허리 통증을 안고 사는 사람은 허리에 무리를 주는 잘못된 자세를 지녔을 확률이 높다.

사례 3 만성 요통에 시달리는 K대리. 그녀는 키가 작아서 뒷굽 9센티미터 이상의 하이힐이 아니면 신지 않는다. 그녀는 구두를 처음 신었던 대학 초년 때부터 줄곧 높은 굽의 구두만 고집해왔다. 결국 그녀의 만성 요통이 높은 굽의 구두 때문일지도 모르니, 구두 굽을 낮추고 발이 편한 신발을 신어보라는 주치의의 충고를 받았다.

딱딱하고 높은 굽의 신발은 척추에 부담을 준다. 높은 굽으로 인해 발바닥에 골고루 분산되어야 하는 체중이 몸 앞쪽으로만 쏠려서 발목, 무릎 그리고 허리에 긴장을 주기 때문이다. 높은 굽의 신발만 고집하는 여성이라면 척추 건강도 살펴봐야 한다. 그렇다고 낮은 신발이 좋다는 것은 아니다. 뒷굽이 전혀 없이 땅에 딱 붙는 플랫슈즈 같은 신발이나 쿠션이 없는 신발은 딱딱한 시멘트로 된 지면의 충격을 완화해주지 못하기 때문에 너무 낮은 굽도 척추에 좋지 않다. 걸을 때 척추의 충격을 완화하기 위한 최적의 구두 굽의 높이는 2~3센티미터이다.

허리 근력을 키워라. 아무리 바른 자세를 강조해도 발레리나가 아닌 이상 꼿꼿한 자세를 유지한 채 몇 시간을 보낼 수 있는 사람은 많지 않다. 튼튼한 허리를 만들어 요통이나 허리 질환을 예방하는 것이 하나의 방법이 될 수 있다. 튼튼한 허리란 척추 주변 근육이 튼튼한 허리를 의미한다.

허리 근력을 강화하는 **생활 실천 TIP**

허리 근력 강화 운동(척주기립근 강화 운동)

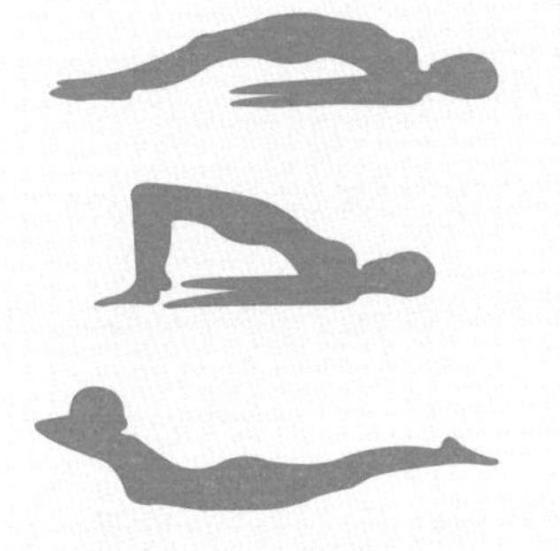

❶ 똑바로 누워 상체와 엉덩이를 최대한 들어 올린다.

❷ 똑바로 누워 무릎을 세운 자세에서 상체와 엉덩이를 들어 올린다.

❸ 똑바로 엎드려 양손을 뒷머리에 깍지 낀 다음 상체를 들어 올린다.

허리 근력을 강화하는 **음식**

부추 부추는 그 성질이 따뜻해서 먹으면 몸이 따뜻해져 혈행을 돕는다. 비타민 성분 또한 듬뿍 들어 있어서 몸 전체의 기능을 항진시켜주므로 만성 요통에 뛰어난 효과가 있다. 예로부터 정력 식품으로 인정받은 식품들은 주로 동물성 재료들인데, 부추는 식물성 중에 손에 꼽히는 정력 식품이기도 하다.

호두 호두는 노화를 예방하고 신장 기능을 도와 허리를 강하게 하는 작용이 뛰어나다. 특히 나이가 들어서 허리와 무릎이 시리고 아프며 소변이 자주 마려운 증세가 있다면 호두로 죽을 만들어 자주 먹으면 효과가 있다.

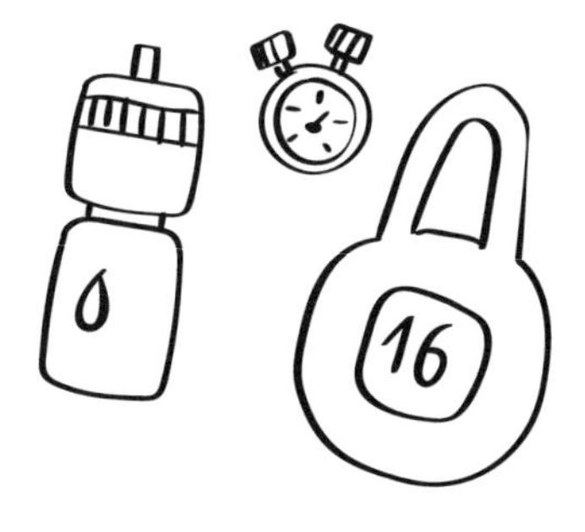
16

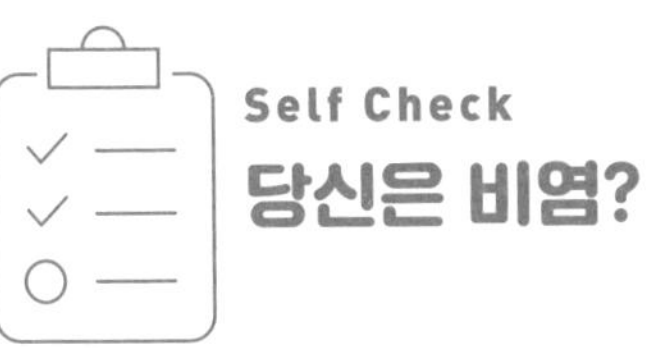

Self Check
당신은 비염?

- [ ] 아침에 일어나면 재채기를 연속으로 한다
- [ ] 눈과 코가 가렵고 자주 충혈된다
- [ ] 아침저녁 맑은 콧물이 자주 난다
- [ ] 아침저녁 코막힘 증상이 자주 있다
- [ ] 목 뒤로 가래가 많이 넘어간다
- [ ] 잘 때 입을 벌리고 자거나 코골이가 있다
- [ ] 과거 또는 현재 아토피, 천식이 있다
- [ ] 알레르기 질환(아토피, 천식, 비염)의 가족 병력이 있다
- [ ] 눈 밑에 다크서클이 자주 생긴다
- [ ] 두통이 자주 있고, 머리가 무겁다

▸ 4가지 이상이면 비염일 확률이 높다.

'코'가 아니라 '몸'이다

비염

사례 1 L씨는 몇 년 전부터 봄이면 비염으로 고생이다. 처음엔 코감기로 알고 한 달 이상 감기약만 사 먹은 L씨. 콧물이 줄줄 흐르고 코 안쪽이 꽉 막혀서 잠도 제대로 잘 수 없었다. 아침엔 심한 재채기로 일에 집중할 수 없고, 눈은 충혈되고 간지러워서 컴퓨터 모니터를 쳐다보는 것조차 괴로웠다. 결국 병원에 가서야 코감기가 아니라 비염이라는 것을 알게 되었다.

콧물이 줄줄 흐르고 머리가 아프면 감기일까 아닐까? 대체로 감기인 경우가 많지만, 비염을 감기로 잘못 알고 대처하는 일도 많다. L씨처럼 코감기로 생각하고 시간만 보내다가는 낭패를 보기 십상이다. 감기약과 비염약은 엄연히 다른데 엉뚱한 치료만 계속했던 셈이다. 요즘 현대인들은 시간이 없다는 핑계로 감기겠거니 하고 약국에서 간단한 감기약만 사 먹는다. 그러나 감기가 아닌 비염일 경우 계속 감기약만 먹으면 면역력이 떨어진다.

지금 당신도 예외일 수 없다. 2주 이상 코감기가 계속되면 우선 병원에서 진찰을 받는 것이 현명하다. 특히 알레르기 가족력이 있거나, 재채기, 콧물, 코막힘 증상이 2주 이상 계속된다면 코감기가 아니고 비염일 가능성이 높다.

사례 2 만성 비염으로 고생하던 C씨는 증상이 심할 때만 이비인후과 치료를 받았다. 어느 날 친구의 권유로 한의원을 찾았더니 C씨는 태음인이며, 선천적으로 호흡기가 약해서 비염에 취약한 체질이라는 진단을 받았다. 당장의 증상을 개선하는 치료만 해왔던 C씨는 자신과 같은 태음인 체질이 비염에 약하다는 이야기를 처음 들었다.

비염은 이비인후과에서만 치료가 가능하다고 알고 있는 사람이 많은데 그렇지 않다. 비염이 만성일수록 치료는 코의 염증 자체보다는 면역력 증강에 중점을 둬야 한다. 면역력을 증강하는 치료는 이비인후과보다는 한의원이 좋다. 자신의 체질을 제대로 알면 비염은 절반은 고친 거나 다름없기 때문이다.

체질에 맞는 치료를 하면 비염이 아니라 어떤 염증도 꼼짝 못한다. 같은 비염이라도 태음인의 경우, 선천적으로 폐 기능이 약하고 냉冷해서 호흡기 계통의 질환에 취약하다. 그래서 콧물, 재채기 증상이 많다. 그리고 소음인은 체력이 약하고 몸이 냉冷해서 아침에 맑은 콧물이 많으며, 소양인은 상체上體로 열이 많이 오르는 체질이어서 열에 의해 코가 건조해지고 막히는 등 체질마다 그 증상과 원인이 다르다. 그러므로 치료도 체질에 따라 각기 달리하는 것이 중요하며 한방 치료가 효과적이다(비염 환자의 60퍼센트는 태음인, 30퍼센트는 소음인, 10퍼센트는 소양인이다).

사례 3 학생 때부터 비염을 앓아온 B양. 피로하거나 술을 마신 다음 날은 항상 비염이 심했다. 비염이 생길 때마다 이비인후과에서 그때그때 증상만 가라앉히는 치료를 해오던 B양은 술을 끊어야 하나 고민 중이다.

비염이 있는 사람은 코만 괴로운 것이 아니다. 눈도 괴롭고 아침엔 얼굴도 많이 부어 정신까지 괴롭다. 또 알레르기 결막염, 중이염, 알레르기 천식 등의 다른 질병도 동시에 생길 확률이 높다. 면역력이나 외부환경에 대한 방어력이 약해지면 모든 알레르기 질환은 악화된다. 특히 알레르기성 비염은 몸 컨디션이 좋으면 사라졌다가 컨디션이 나빠지면 심해진다. 또 피곤하거나 술을 마신 다음 날엔 증상이 더 심하다. 비염을 제대로 고치고 싶거나, 최소한 더 이상 나빠지지 않게 관리하고 싶다면 과로와 음주는 절대로 금해야 한다. 습관을 고치지 못하면 비염은 없어지지 않는다.

체력을 길러라. 비염이 있는 사람들은 '코'의 상태에만 신경을 집중하지만, 정작 관심을 가져야 할 곳은 '코'가 아니라 '몸'이다. 체력이 좋아지면 비염도 없어진다. 한의학에서는 비염 증상을 가라앉히고, 체질을 개선해서 면역력을 키워주는 치료를 한다. '몸'을 좋게 만들면 '코'는 저절로 좋아진다는 것이 한의학에서 비염을 치료하는 관점이다. 꾸준하게 치료하면 증상도 없어지고 면역력도 좋아져서 재발 확률도 낮다.

비염에 좋은 생활 실천 TIP

족욕 하기 코가 자주 막히는 경우 40도 정도의 뜨거운 물을 발목까지 붓고 발을 10~20분 정도 담그고 있으면 코가 시원하게 뚫린다. 따뜻한 물수건으로 코를 덮어주면 재채기와 코막힘에도 좋다.

콧속에 무즙 바르기 무즙을 이용해 잠시 코막힘을 해소할 수 있다. 맵지 않은 무를 강판에 갈아 즙을 짠 다음 면봉에 적셔 콧구멍 안에 넣고 이곳저곳에 바르는 방법으로 너무 많은 양만 바르지 않는다면 단기간 효과를 볼 수 있다.

향기 요법 잠잘 때 코가 너무 막히는 사람은 '유칼립투스eucalyptus' '파인pine' '페퍼민트peppermint' '타임thyme' 등의 아로마 오일을 베개에 몇 방울 떨어뜨린 뒤 베고 자면 편하게 잠을 청할 수 있다.

지압 또는 마사지 증상이 심할 때는 목에 따뜻한 물수건을 감아두거나, 코 주위 경혈(영향:코 양옆 주름 주위, 인당:양 눈썹 사이)을 마사지해주거나, 콧날 양쪽을 위아래로 수십 번 비비면 코 안팎이 따뜻해지면서 콧속이 시원해지고, 막힌 곳이 뻥 뚫리는 것을 느끼게 된다.

비염에 좋은 음식

면역력을 높여주는 음식 몸을 따뜻하게 해주고 영양가가 풍부한 복어, 장어, 고구마, 현미 등을 섭취하거나 피로 회복을 돕는 새콤한 음식을 먹는 것이 좋다. 또한 면역력을 높이기 위해서는 평소 패스트푸드나 과자, 라면 위주의 식사를 줄이고 너무 찬 음식도 피해야 하며 술, 담배도 멀리해야 한다.

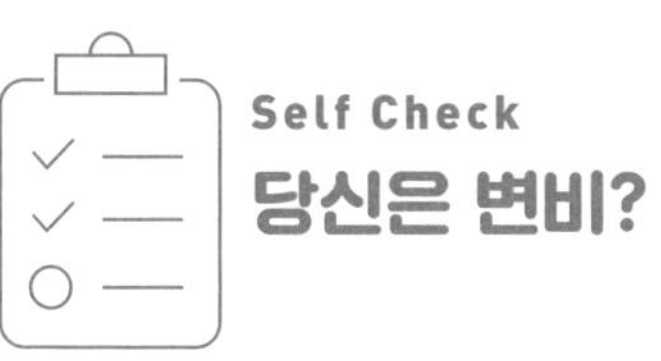

Self Check

당신은 변비?

- [ ] 대변을 볼 때 힘이 든다
- [ ] 대변을 보는 횟수가 일주일에 3회 이하다
- [ ] 정상 이상으로 변이 딱딱하고 굵다
- [ ] 하루 대변량이 30그램(탁구공 크기 정도) 이하다
- [ ] 배변 후 항상 잔변감과 불쾌감이 남는다

▸ 2가지 이상의 증상이 3개월 이상 지속되면 만성 변비다.

물을 많이 마셔라

변비

사례 1 변비로 오랫동안 고생한 J씨(28세 여)는 공중화장실에 갈 때마다 밖에 누군가 기다리고 있으면 불안하다. 한번 대변을 보려면 30분 이상 앉아 있어야 하기 때문이다. 그녀는 지난 몇 년 동안 시원하게 대변을 봤던 기억이 거의 없다. 변비약도 복용하지만 이제는 내성이 생겼는지 효과도 없다. 변을 딱딱하게 보는 데다가 대변을 볼 때 힘을 많이 줘서인지 고등학교 때부터 시작된 치질이 해가 갈수록 더 심해졌고, 대변을 제대로 못 봐서인지 음식을 봐도 식욕이 생기지 않는다. 그런데 피자를 무척 좋아해서 적어도 이틀에 한 번씩은 먹는다. 또 일주일에 한두 번은 패스트푸드점에서 햄버거 런치 세트를 꼭 먹고 콜라도 많이 마신다. 게다가 그녀는 하루 종일 앉아서 서류를 작성하는 업무를 보고 있어 별로 움직이지도 않고, 따로 하는 운동도 없어서인지 20대 후반의 나이임에도 뱃살이 제법 많다.

대장大腸은 우리 몸에 필요한 영양분은 흡수하고, 몸에 나쁜 독소는 배출하는 역할을 하는 중요한 장기다. 소화기를 통해 흡수되고 남은 음식 찌꺼기가 대장으로 내려가면, 그 찌꺼기에서 몸에 필요한 영양분과 수분을 또다시 장이 재흡수하고, 재활용 가치가 없는 덩어리만 단단하게 굳어서 직장으로 내려가는데 이것이 대변이다.

건강하고 좋은 대변은 섬유질이 풍부한 음식과 충분한 양의 물이 장을 통과해, 이들 찌꺼기가 직장 입구에 차곡차곡 쌓였다가 S자 직장 모양 그대로 부드럽게 빠져나오는 많은 양의 변이다.

정크 푸드junk food를 즐겨 먹고, 불규칙하게 식사하고, 물을 잘 먹지 않고, 잘 걷지 않는 사람은 음식 찌꺼기가 장속에서 쉽게 딱딱해진다. 또 이런 생활습관이 있는 사람은 찌꺼기가 모이기 힘들기 때문에 대변을 보려고 오래 앉아 있어도 장이 잘 움직이지 않는다. 그래서 고통스럽게 딱딱한 변을 볼 수밖에 없는데 이것이 변비다. 배설 상태는 소화기관이 얼마나 건강하게 일을 잘하고 있는지를 보여주는 결과물이다. 배설 상태가 형편없으면 당신의 건강 점수는 낙제점이다.

그리고 J씨처럼 만성 변비가 있다면 날씬해지는 것은 포기해야 한다. 다시 말해, 다이어트를 하려면 식습관과 생활습관을 바꿔 많은 양의 대변을 부드럽게 매일 보는 것에 관심을 가지면 된다. 변을 시원하게 보지 못하는 사람은 독소가 제때 제대로 배출되지 않아 피부가 거칠고 잡티가 많다. 고운 피부를 가지고 싶을 때 가장 먼저 해결해야 할 것도 바로 배변 문제다.

사례 2 K양(22세 여)은 고등학교를 졸업하고 직장생활을 시작하면서 학교 때보다 활동량이 많이 줄었고, 스트레스 때문인지 변비가 생겼다. 배 속은 항상 가스가 차서 헛배가 부르고 부글거리는 데다가 식욕도 없다. 몸은 늘 무겁고 힘이 없고 우울하다. 성격도 예전에 비해 예민해져 신경질이 늘었으며 만성 두통도 생겼다. 결국 K양은 변비 치료제를 사서 거의 매일 먹고 있다.

식생활은 서구화되고, 운동은 부족하고, 스트레스는 증가하면서 변비를 호소하는 사람이 많아졌다. 변비가 생기면 대장 주름 속에 끈적끈적하고 오래된 변이 들러붙게 되는데, 이것이 숙변宿便이다. 이 묵은 변이 쌓이면 부패와 발효를 반복해서 대장은 점점 더 병들게 된다.

숙변은 변비가 없는 사람에게도 5~7킬로그램 정도 장속에 존재하고, 변비가 심한 사람에게는 9~14킬로그램 정도가 몸속에 쌓인다. 숙변은 장의 통로를 막고, 장속에서 대장균이나 부패균 등 나쁜 균을 만나 유독가스를 발생시키고, 장의 주름진 곳에 남아 온갖 병의 원인이 된다. 또 숙변에서 생기는 독소는 혈액을 타고 몸의 각 장기에 흘러들어 가 다양한 증상을 일으킨다.

변비는 너무 흔해서 가벼운 질환으로 생각하는 경향이 있지만 사실은 대장암을 유발하는 위험 원인 중 하나다. 따라서 변비 치료를 뒤로 미루거나 변비를 가볍게 여기고 오랫동안 방치할 경우 장이 거의 움직이지 않는 장무력증이 올 수 있으며 치질, 대장용종(혹) 등이 생길 수도 있다. 흔히 변비 환자들은 당장의 숙변 제거를 위해 쉽게 약물에 의존하는데, 변비약을 오래 먹으면 변비가 더 심해질 수 있다. 변비약을 상습 복용한다면 변비란 놈은 언제까지나 당신을 따라다닐 것이다.

물을 많이 마셔라. 적어도 하루 2리터 이상의 물을 마시는 것이 좋다. 아침을 먹기 전 충분한 물을 마시는 것은 장운동을 활성화시키는 좋은 방법이다. 중요한 것은 하루 종일 틈틈이 자주 물을 마시되 꿀꺽꿀꺽 한꺼번에 많이 마시지 말고 조금씩 씹어가면서 맛있게 마셔야 한다는 것이다. 물은 장에는 천연 윤활유다. 음식 찌꺼기가 부드럽게 직장까지 내려갈 수 있도록 도와주는 데는 물만큼 좋은 것이 없다.

변비를 예방하는 생활 실천 TIP

많이 걸어라 산책, 조깅, 등산은 대장 운동을 돕는 운동이다. 큰 걸음으로 걸으면 장이 함께 움직인다. 많이 걷는 사람에게 변비란 병은 절대 없다. 장운동이 활발해지면 쾌변은 저절로 따라오는 결과물이다.

대변을 보고 싶을 땐 바로 화장실에 가라 습관적으로 대변보는 것을 참으면 배변 반사 기능이 떨어질 뿐 아니라, 대장 점막에서 대변 찌꺼기의 수분을 계속 빼어가기 때문에 대변의 수분이 줄어들어서 배변이 딱딱해진다. 변의를 느꼈을 때는 반드시 곧바로 화장실에 가라. 그리고 배변할 때 힘 주기는 5분을 넘지 않도록 하라.

변비를 예방하는 음식

청국장 정통 발효 식품 중 하나로 콩을 발효시켜서 만든 청국장에는 장내 환경을 개선하는 데 효과적인 여러 가지 효소와 다량의 섬유질이 들어 있다. 청국장 한 숟가락 속에 들어 있는 유산균 수는 일반 요구르트 1,000개 속에 있는 유산균과 맞먹는다. 특히 청국장의 균은 장내 생존율이 높아 변비에 탁월한 효과가 있다.

고구마 고구마는 식이성 섬유 덩어리일 정도로 변비에 좋은 섬유질을 다량 함유하고 있다. 풍부한 섬유질은 장내 병균을 흡착해서 몸 밖으로 배출시킨다. 저칼로리 식품일 뿐 아니라 필수영양분도 다량 함유되어 있어 다이어트식으로 단연 최고다. 섬유질 때문에 소화가 잘 되지만 배 속은 늘 든든해 공복의 고통도 없다.

사과 펙틴pectin과 섬유질이 많아서 소화 흡수를 도와주고 변비를 예방하며 장을 깨끗이 하는 효과가 뛰어나서, 예로부터 사과는 장에 좋은 과일로 알려졌다. 특히 사과 주스는 장염 환자도 먹을 수 있는 드문 과일이다. 섬유소인 펙틴은 설사를 멎게 하고 변비 환자에게는 대변이 잘 나오게 하는 효과가 있다.

요구르트 요구르트의 풍부한 유산균은 몸에 이로운 균으로, 장속에 세균들이 만들어낸 암모니아, 페놀류 등 발암에 관여하는 위험 인자로 알려진 부패 산물을 분해하고 독소들로 인한 노화를 막아주는 정장整腸 작용을 한다.

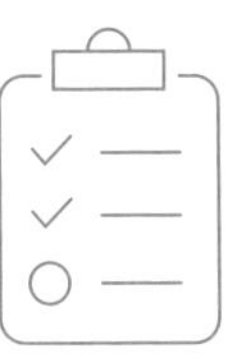

Self Check

당신은 고혈압?

(19세 이상의 성인이 두 번 이상 측정했을 때)

- ☐ 정상 혈압 : 120/80mmHg 미만
- ☐ 고혈압 1기 : 130~139/80~89mmHg 미만
- ☐ 고혈압 2기 : 140/90mmHg 이상
- ☐ 고혈압 위기 : 180/120mmHg 이상

▸ 고혈압 1기라면 음식, 운동, 체중 감량 등으로 혈압 조절이 필요하다. 고혈압 2기라면 혈압약 복용을 시작해야 하고, 고혈압 위기에 해당한다면 즉시 전문의와 상의해야 한다.

▸ 2017년 미국심장학회에서 14년 만에 고혈압 기준을 현행 140/90mmHg 이상에서 130/80mmHg 이상으로 하향 조정했다. 성인 남녀의 절반이 고혈압 범위에 들어오는 셈이다.

▸ 120/80mmHg란 수축기 혈압 120mmHg, 확장기 혈압 80mmHg라는 의미인데, 여기서 수축기 혈압이란 심장이 수축하면서 혈액을 몸으로 내보낼 때 혈관에 가해지는 압력이고, 확장기 혈압이란 심장이 확장되면서 혈액이 다시 심장으로 들어올 때 혈관이 받는 압력을 말한다.

걸어야 산다

고혈압

사례 1 지금껏 늘 정상 혈압을 유지했던 A씨(40세 남성)는 어느 날부터인가 혈압을 잴 때마다 수치가 높게 나왔다. 부모님과 형제들 모두 혈압은 정상이어서 고혈압에 대한 걱정은 해본 적이 없었다. 게다가 그동안 아무런 증상도 없었던 터라 고혈압은 남의 이야기인 줄로만 알았다. 병원에서 혈압약을 처방받기는 했지만, 이제 40세인데 벌써부터 혈압약을 먹어야 한다니, 자괴감이 들었다.

고혈압은 뚜렷한 증상이 없는 경우가 더 많아서 본인이 고혈압인지 아닌지 모르고 있는 사람이 많고, 혈압이 높다는 이야기를 들어도 바로 치료받지 않는 사람도 많다.

세계보건기구WTO가 고혈압의 기준을 엄격히 하면서, 이제는 수축기 혈압 120, 확장기 혈압 80을 넘으면 고혈압 전 단계로 진단한다. 그만큼 고혈압에 속하는 사람이 그렇지 않은 사람보다 늘어났고, 정상 혈압으로 진단받는 사람은 줄어들었다. 또한 고혈압약을 먹으면 평생 먹어야 한다는 부담감 때문에 청장년층 환자들은 고혈압이면서도 혈압약 복용을 시작하지 않고 미루기도 한다.

사례 2 K씨는 원인을 알 수 없는 고혈압, 즉 '본태성 고혈압'이라는 진단과 함께 30대 중반부터 10년 이상 혈압약을 복용해왔다. 계속 혈압약을 먹어서인지 항상 혈압은 정상 수치였다. 그래서 고혈압이 다 치료된 것이 아닌가 싶어 담당 의사에게 혈압약을 계속 먹을 필요가 있는지 질문을 했다가 큰일 날 소리를 하고 있다며 오히려 면박을 들었다.

혈압약을 처방하는 목적은 혈압이 올라가게 된 원인을 치료하는 것이 아니라, 올라간 혈압을 약으로써 낮추는 데 있다. K씨는 처음부터 혈압약의 원리를 제대로 모른 채 복용했을 가능성이 높은데, 원인은 치료되지 않은 채로 10년 이상이 흘러간 셈이다. 그렇게 혈압약을 복용하는 사이 나이가 점점 들면서 혈관 벽은 약해지고, 혈액순환은 더 안 좋아졌을 가능성이 높다.

오랫동안 높은 혈압이 유지되면 심장, 콩팥, 혈관, 뇌 기관에 부담을 주게 되고, 혈압약은 이처럼 높아진 혈압으로 인해 다른 장기가 받는 부담을 예방하기 위해 처방되고 있는 것이다. 따라서 K씨는 지금껏 복용해온 혈압약이 몸에 어떤 역할을 하고 있는 건지를 정확히 모르고 질문을 한 것이다.

혈압약을 오랫동안 복용해오던 사람이 혈압약 복용을 갑자기 중단하면, 36~72시간 내에 교감신경이 항진되어 나타나는 신경과민, 빈맥, 두통, 불안감 등의 부작용이 나타나기 쉽고, 중단과 함께 본래 혈압(혈압약을 먹기 전의 높았던 혈압)으로 수치가 다시 오르는 경우가 많다.

사례 3 고혈압 진단을 받고 혈압약을 복용하기 시작한 지 2년이 넘은 60세 B씨. 2년 동안 혈압약을 복용했지만 혈압이 떨어지질 않았고, 의사에게서 무염식(소금 간을 전혀 하지 않은 식단)으로 식사해야 한다는 주의를 들었다. 혈압을 내리기 위해 약을 먹었는데, 왜 혈압이 내려가지 않는 것인지 답답하기만 하다.

혈압약을 복용한다고 해서 모든 사람의 혈압이 정상 범위로 내려올 수 있는 것은 아니다. B씨처럼 혈압약을 꼬박꼬박 먹는데도 혈압이 전혀 내려가지 않는 경우도 있다. 유전적인 요인이 있거나, 고도 비만이거나, 짜게 먹는 식습관, 지속적인 스트레스 환경, 그리고 콩팥 기능이 떨어진 경우에는 혈압약을 먹더라도 효과적인 혈압 조절이 어려울 수 있다.

고혈압을 잘 조절하지 않을 경우 혈액이 혈관을 지나가는 압력이 세기 때문에 심장으로 가는 혈관 벽에 상처가 생기게 되고, 심장, 신장 뇌혈관 등에 고혈압의 합병증이 발생하기 쉽다. 고혈압은 특히 주요사망 질환 중 1, 2위를 차지하는 뇌혈관 질환과 심장 질환의 주요 원인이므로, 발생하기 전에 원인을 제거하고 건강한 생활습관을 유지해서 예방하는 것이 중요하다.

한방에서는 고혈압을 예방하거나 치료하기 위해 심혈관을 튼튼하게 하고 혈액순환에 도움이 되는 한약을 처방하고, 수승화강 약침(순환 약침)으로 상하 기혈의 순환을 도우며, 침·뜸으로 막힌 기혈을 소통시켜 혈압을 바로잡는 치료를 한다. 그러나 이런 한방 치료 역시 생활습관 교정과 식이요법을 병행해서 낮아진 혈압을 잘 유지할 때 제대로 효과를 볼 수 있다.

걸어야 산다. 걷기 운동은 혈관을 넓혀주고 탄력이 생기게 하는 등 혈관을 튼튼하게 만들어주고, 체중 조절 효과도 있어 혈압을 낮출 수 있는 가장 좋은 운동이다. 특히 고혈압 환자에게는 달리기보다는 심장과 혈관에 부담이 적은 걷기 운동이 더 좋다.

걷는 시간은 심장과 혈관에 부담을 주지 않는 오전 10시~오후 9시 사이가 적당하며, 걷는 속도는 편안하게 느끼는 정도면 된다. 이때 팔다리를 자연스럽게 움직이며, 매일 30~50분 정도 규칙적으로 걷는 것이 좋다. 걸을 때 호흡은 천천히 깊이 들이마셨다 내쉬고, 걷는 중간중간에 종아리 스트레칭을 하거나 발목을 돌려주면 더 좋다. 단, 겨울철 야외에서 걷는 것, 이른 아침에 걷는 것은 혈압을 급상승시킬 수 있고, 오후 9시 이후에 걷는 것도 교감신경을 흥분시켜 혈압을 높일 수 있으니 유의해야 한다.

고혈압을 예방하는 생활 실천 TIP

담배를 끊어라

체중을 줄여라 체중 10퍼센트를 줄이면 혈압은 5~20mmHg 감소한다.

매일 30분 이상 유산소 운동을 하라 운동 자체의 효과만으로도 혈압은 5mmHg 감소한다.

음주를 자제하라 하루 한두 잔으로 자제한다.

싱겁게 먹어라

긍정적인 마음가짐을 가져라

명상하라

정기적으로 혈압을 측정하라

고혈압을 예방하는 음식

신선한 채소와 과일 칼륨 함유량이 높은 채소와 과일은 혈압 강화에 도움이 된다. 단, 데치거나 절이지 말고 섭취하는 것이 좋으며, 콩팥 기능이 떨어져 있는 사람은 칼륨 배설 능력이 떨어지므로 칼륨 섭취를 제한해야 한다.

저지방 음식 지방이 많은 음식은 혈관의 탄성을 줄여 혈압을 상승하게 한다.

저염식 식사 국물을 먹지 않거나 음식을 조리할 때 소금을 덜 사용하는 식으로 섭취량을 조절하는 것이 좋다(소금 섭취량 하루 6g 이하).

05
병은 **스마트 기기**에서 시작된다

기지개를 켜라 근막동통증후군

몸짱이 되려면 자세부터 교정하라 척추측만증

제대로만 걸어도 디스크는 없다 허리디스크

가슴을 쫙 펴라 거북목증후군

눈에도 휴식 시간을 줘라 안구건조증

스마트폰이 젊은 노안을 만든다 스마트폰 노안

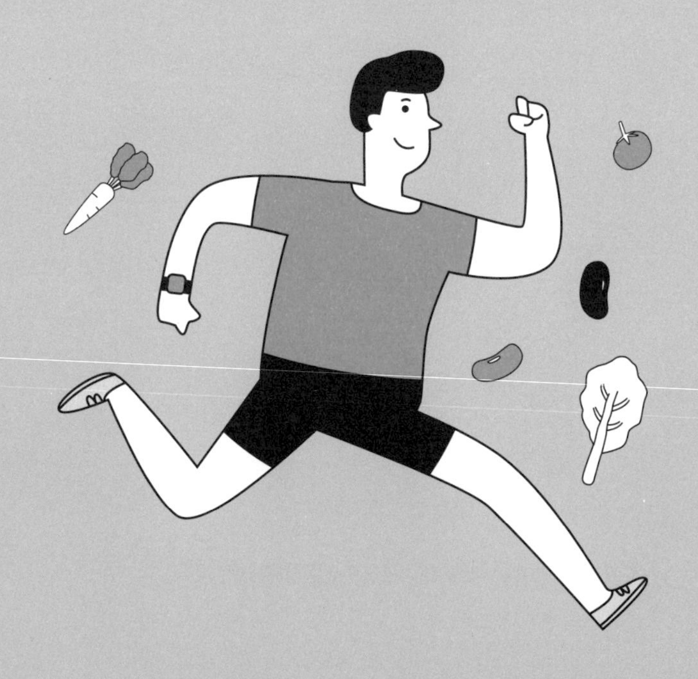

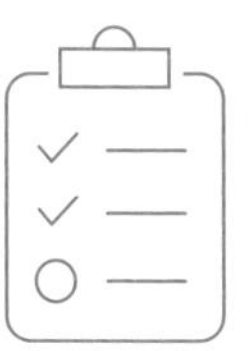

Self Check

당신은 근막동통증후군?

- [ ] 목에서 어깨로 내려가는 근육을 만져보면 돌처럼 딱딱한 부위가 있다
- [ ] 등에서 어깨 중간~뒷머리까지 두통이 뻗치면서 올라간다
- [ ] 어깨와 등의 불편한 부위를 손가락으로 눌렀을 때 아주 심한 통증이 있다

▶ 2가지 이상이 해당되면 근막동통증후군을 의심해봐야 한다.

기지개를 켜라

근막동통증후군

사례 S회사 텔레마케터인 K양은 전화로 고객지원 업무를 해온 지 일 년이 넘었다. 화장실 가는 시간만 빼고는 출근부터 퇴근까지 컴퓨터로 업무를 보는데, 어느 날부터인지 어깨가 결리더니 바늘로 찌르는 듯이 쑤셔 왔다. 심할 때는 목과 어깨, 뒷머리가 뻐근하고 무겁게 누르는 듯 저리기도 했다. 때때로 머리까지 통증이 올라왔다. 주변에서는 담에 걸렸거나, 운동 부족 때문이 아니냐며 진료를 받으라고 추천했다. 그러나 여기저기 병원을 찾아다니면서 검사란 검사는 다 받아봤지만 별다른 이상이 없었다. 어느 날 직장 근처 한의원엘 찾아가 본 뒤에야 '근막동통증후군'이라는 병이라는 걸 알았다.

근막동통증후군은 근육 계통의 통증으로는 아주 흔한 질병이다. 그럼에도 CT나 MRI 촬영엔 잘 나타나지 않아 이상이 없다는 진단이 나오는 경우가 흔하다. 이런 경우 어쩔 수 없이 체념하거나 병을 쉽게 생각해 오히려 병을 키우게 되지는 않을까? 불행하게도 대부분의 사람이 그렇다.

특히 컴퓨터 업무를 많이 하거나 스트레스에 시달리는 회사원과 학생, 가사에 시달리는 주부, 운동을 거의 하지 않거나 교통사고를 당했던 사람, 척추측만증 등의 척추 변형 환자들이 그렇다. 통증이 제일 많이 생기는 부위는 목, 어깨, 날개뼈, 옆구리 등이다.

근막은 근육을 둘러싼 얇고 투명한 막으로 이것이 짧아지고 뭉치면 통증이 생긴다. 이는 잘못된 자세와 스트레스가 가장 큰 원인이다. 컴퓨터를 사용할 때, 독서할 때, 운전할 때 장시간 잘못된 자세를 취할 때, 목덜미와 어깨 주변 근육이 과하게 긴장해서 통증이 생기는 것이다. 심하면 통증 유발점이 만들어진다.

이 딱딱한 통증점은 손으로 만져서 발견할 수 있다. 목덜미나 어깻죽지, 또는 허리나 엉덩이 근육을 결대로 만져가다 보면 콩알만 하게 뭉친 곳을 발견할 수 있을 것이다. 그곳을 살짝 누르면 다른 곳보다 심하게 아픈데 그곳이 통증점이다.

근막동통증후군은 누구에게나 생길 수 있다. 치료와 예방을 위해서 올바른 자세는 필수적이다. 그리고 똑같은 자세를 오랫동안 취하지 않도록 주의해야 한다. 같은 자세를 너무 오래 하고 있으면 근육 조직이 피로를 느끼고 피로한 근육은 뭉쳐서 통증을 유발하기 쉽기 때문이다. 또한 근육이 뭉치기 전에 스트레칭(근육 늘리기) 등으로 그때그때 풀어줘야 한다.

근막동통증후군의 치료 핵심은 척추의 정렬을 바로잡아 근육의 밸런스를 유지해주고, 압통이 있는 부위를 정확히 찾아 압통점을 해소하는 것이다. 아울러 잘못된 자세를 유발하는 생활습관과 스트레스를 피하고 스트레칭을 생활화하면 한층 효과적으로 치료할 수 있다.

한의학에서는 인체의 기혈이 통通하지 않으면 통痛한다는(아프다는) 이야기가 있다. 기혈이 잘 통하려면 자주 움직여야 기와 혈의 순환이 좋아진다는 말이다.

꼼짝 않고 앉아 모니터만 쳐다보는 일만 하다 보면 근육 주변의 혈류 공급은 줄어든다. 그러다 보면 대사물질이 근육에 쌓이고, 근육 속에 딱딱한 통증점이 생기는 것이다.

이럴 때 세계에서 가장 오래된 치료 방법 가운데 하나인 침 요법은 특별한 효과를 발휘한다. 침은 피부를 자극해서 에너지 흐름을 조정해주고, 통증을 줄이는 신경 물질인 엔도르핀을 방출해 기혈 순환을 촉진시켜준다.

기지개를 켜라. 자주 할수록 좋다. 아침에는 눈뜨자마자 누운 채로 팔을 위로 쭉 뻗어 손을 맞잡고 온몸을 쭉 펴는 동작을 두세 번 반복한다. 그러면 밤새 한쪽으로 눌려서 뭉쳤던 근육이 자연스럽게 풀릴 것이다.

컴퓨터 작업을 하는 도중에도 수시로 기지개를 켜주고, 어깨를 으쓱 하고 고개를 한두 바퀴 돌리는 습관을 들여라. 자세도 교정되고 균은 몸도 풀린다. 수시로 기지개를 켜자. 당신이 꼼짝하지 않고 앉아만 있는 사이에 근육은 굳는다.

근막동통증후군을 예방하는 생활 실천 TIP

스팀타월(핫팩)을 하자 결리는 증상은 근육이 긴장되어 혈액순환이 악화되어 있을 때 많이 나타나기 때문에 스팀타월을 목과 어깨, 허리 결리는 부분에 오랫동안 대고 있으면 한결 좋다. 혈액순환이 좋아지면 근육이 풀리고 통증이 줄어든다.

의자에 제대로 앉아라 의자에 제대로 앉는 모습은 손목과 손이 바닥과 평행이 되게 팔꿈치에서 곧장 뻗게 하고, 넓적다리와 바닥도 평행이 되게 의자 높이를 조절하고, 엉덩이는 의자 뒤쪽에 붙이고 앉은 모습이다(키가 작은 사람은 발이 공중에 뜨게 되는데, 이럴 때는 발밑에 상자를 괴어주는 것이 도움이 된다). 이 자세는 척추로 가는 부담을 줄일 수 있어서 작업 도중 허리, 목덜미, 어깨가 쉽게 긴장되지 않도록 도와준다.

짧게 자주 휴식하라 장시간 컴퓨터 작업을 하는 도중에 갖는 휴식 시간은 '짧게' '자주' 갖는 것이 좋은데, 하루 4~6시간의 컴퓨터 작업을 한다면 적어도 1시간에 한 번 정도는 10분간 휴식을, 적당한 집중력을 요하는 컴퓨터 작업을 할 때는 2시간마다 15분간 휴식을, 고도의 집중력을 요하는 컴퓨터 작업을 할 때는 1시간에 15분간 휴식해야 한다. 무엇보다 중요한 점은 어딘가에 통증이 생기기 전에 휴식을 취해야 한다는 점이다. 통증이 생기고 난 후 휴식을 취하면 그전에 휴식했을 때보다 회복하는 데 훨씬 더 오랜 시간이 필요하다.

근막동통증후군을 예방하는 음식

허브티 피로감을 느낄 때 휴식을 겸해 허브티를 마시는 것은 많은 도움이 된다. 상큼한 향내는 기분 전환은 물론 스트레스로 쌓인 긴장을 풀어준다. 피로 회복에도 효과가 좋은 허브차는 대개 허브 한 종류도 좋고, 몇 가지를 섞어 차로 만들어 마셔도 좋다. 건조시킨 것은 1티스푼, 생잎은 2~3잎을 넣는데, 유리나 도자기포트에 뜨거운 물을 넣어 따뜻하게 데운 뒤 새 물을 채워 잎을 넣고 1~2분 정도 우려내면 된다. 생잎을 넣으면 떫은 풋내가 날 수 있는데 이때는 레몬 조각을 넣거나 기호에 따라 꿀을 넣어도 좋다. 냉차를 만들어 냉장고에 넣어두고 마셔도 좋다.

아로마 오일 아로마 오일을 이용해 심신의 긴장을 풀어주는 방법도 권할 만하다. 잠자기 전 탕 속에 라벤더 오일을 섞어 사용하면 긴장이 풀리면서 편안하게 깊은 잠을 잘 수 있다. 또 사무실 방향제로 머리를 맑게 해주는 솔잎향 등을 사용하면 긴장 완화에 도움이 된다.

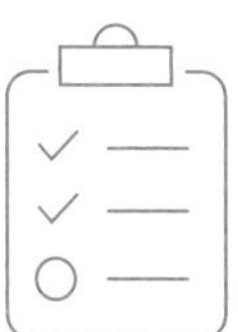

Self Check

당신은 척추측만증?

(다음 사항은 상의를 벗고 다리를 모으고 바르게 선 자세에서 관찰해야 한다.)

- [ ] 똑바로 서 있을 때 양쪽 어깨의 높이가 같지 않다(비대칭)
- [ ] 서 있는 자세에서(뒤에서 봤을 때) 한쪽 견갑골(어깨뼈)이 더 튀어나와 보인다
- [ ] 허리를 구부렸을 때(뒤에서 보면) 한쪽 등이 올라와 있다
- [ ] 허리선이 수평이 아니다
- [ ] (여성인 경우) 브래지어 끈이 한쪽만 계속 흘러내린다
- [ ] 똑바로 서 있을 때 상체가 한쪽으로 기울어져 있다
- [ ] 한쪽 신발 뒤축이 더 심하게 닳는다

▶ 1가지만 있어도 척추측만증을 의심해봐야 한다.

몸짱이 되려면 자세부터 교정하라

척추측만증

사례 샤워를 하면서 거울을 보던 B양. 양쪽 젖꼭지 높이가 다르고, 한쪽 갈비뼈도 다른 쪽에 비해 툭 튀어나와 있는 것을 발견했다. 그러고 보니 다리를 꼬고 앉을 때도 한쪽만 불편했던 것 같고, 바지 끝단도 한쪽이 유난히 더 많이 닳았던 기억이 났다. 평소에 조금만 앉아 있어도 허리와 등, 어깨가 빠질 듯이 아파서 괴로웠고, 오래 누워 있는 것도 등이 아파서 힘들었다. 학창 시절부터 자세가 좋지 않다는 말을 많이 들었던 B양은 졸업 후 IT업계에 종사하면서 밤늦게까지 컴퓨터 앞에 앉아 있는 시간도 늘었다. 소화불량이 잦아 늘 치료받으러 다니던 한의원에서 '자세가 좋지 않아 측만증이 있으니 소화가 잘 될 리가 없다'는 이야기를 들었던 B양. 척추전문병원을 찾아가 진단을 받은 결과, '척추측만증'이었다.

'몸짱' 열풍으로 한동안 대한민국이 시끄러웠던 것을 기억할 것이다. 누구나 멋진 근육과 탱탱한 피부, 그리고 뱃살 없는 날씬한 몸매를 만들기 위해 피트니스 클럽에 등록해볼까 말까를 한 번쯤은 고민

해봤을 것이다.

진정한 몸짱은 척추가 똑바르고 어깨선과 골반선이 균형 있는 사람이다. 컴퓨터 앞에 앉아 있는 시간이 늘어나면서 '척추가 똑바른 진정한 몸짱'이 줄어들고 있다. 진짜 몸짱이 되고 싶다면 당장 자신의 척추가 제대로 뻗어 있는지부터 확인해보라.

척추측만증(척추옆굽음증)이란 말 그대로 척추가 옆으로 휘어진 증상인데, 병은 아니지만 다양한 병의 원인이 된다. 측만증은 자세가 나빠서 생기는 '기능적 측만증'과 척추 자체에 문제가 있어 생기는 '구조적 측만증'이 있는데, 오늘날 현대인들에게 흔히 볼 수 있는 증상은 자세가 나빠서 생긴 '기능적 측만증'이다.

보통 측만증은 학생 때의 잘못된 자세 때문에 시작되며 여자가 남자보다 발병률이 4배가량 높다. 이는 남자에 비해 여자가 근육이 약하고 운동량이 부족하기 때문이다. 측만증이 시작될 때 빨리 발견해서 자세를 교정하고 치료를 해주면 회복이 쉽지만, 초기에는 통증도 증상도 없기 때문에 직장생활을 하면서 발견하는 경우가 많다.

성인이 되면서 점점 심해지는 경우 역시 잘못된 생활습관 때문이다. 예를 들면 장시간 책상 앞에 앉아만 있거나, 무거운 가방을 한 팔로만 오래 들거나, 나쁜 자세로 걷거나 잠을 자거나, 턱을 괴거나, 한쪽으로만 다리를 꼬고 앉거나, 한쪽 다리로만 오래 서 있거나, 옆으로 누워 TV를 보는 잘못된 자세에서 비롯된다. 종일 컴퓨터를 다뤄야 하는 직업뿐 아니라 운전을 많이 하는 직업, 골프나 테니스같이 한쪽으로 치우친 자세로 운동을 하는 직업, 카메라 같은 무거운 장비를 한쪽 어깨에만 메고 다녀야 하는 직업에 종사하는 사람도 마찬가지다. 중력이 어느 한 부위에 집중되거나 어느 한쪽으로만 쏠려 근육, 골격, 인대, 척추디스크(척추 뼈 사이 연골)에 무리한 부담을 준다.

따라서 제대로 치료하지 못하거나, 초기에 검사를 받지 않고 방치하면 척추측만증은 점점 심해진다. 척추가 많이 휠수록 허리 근육들은 척추를 똑바로 서 있도록 하기 위해서 더 힘들게 근육 활동을 하게 된다. 척추 주변 근육들은 군데군데 딱딱하게 뭉치고, 척추 사이에 있는 디스크도 한쪽으로 치우쳐 압박을 받는다. 그러면 디스크는 물론이고 척추신경을 비롯한 자율신경 및 장기에 이르기까지 광범위하게 척추 문제를 일으키게 된다.

거기서 끝나는 것이 아니다. 척추가 틀어지면 골반도 한쪽으로 기울어진다. 골반이 기울면 다리 길이도 차이가 난다. 다리 길이가 2센티미터 이상 차이가 나면 다리를 약간 절뚝거리게 된다. 절뚝거리지 않는다고 해도 길이의 차이가 나면 체중이 한쪽으로 실리기 때문에 발이나 무릎, 허벅지, 골반, 허리까지 아파 스트레스를 받는다. 짧은 다리 쪽 무릎은 무릎 안쪽이 아플 수 있고, 아킬레스건도 훨씬 더 긴장한다. 그래서 아무런 이유 없이 한쪽 허리, 다리, 무릎이 골고루 다 아픈 것처럼 느껴진다.

또 척추가 휘면 척추와 연결된 흉곽 등뼈, 갈비뼈, 가슴뼈와 가로막으로 이루어지는 원통 모양의 가슴 부분도 틀어지는데 똑바로 누워서 명치(가슴뼈 아래 한가운데 오목하게 들어간 곳), 옆 늑골을 만져봐서 한쪽이 튀어나와 있으면 흉곽이 심하게 틀어진 것이다. 흉곽은 심장과 폐를 보호하고 있기 때문에 척추측만증이 심하면 심장 기능이나 호흡 기능에 압박을 줘 가슴이 두근거리거나 숨을 헐떡이는 등의 심폐 기능에 문제가 생기기 쉽다. 척추가 휘면 내부 장기에도 영향을 줘서 소화도 안 되고, 대변도 편하게 보지 못하며 원인 없이 늘 피곤하기도 하다.

치료는 척추 관절의 움직임과 정렬을 바르게 해주는 척추교정 치료와 짧아지고 굳은 근육과 인대를 풀어주고, 늘어지고 약해진 근육과 인대를 강화시키는 운동 치료가 동시에 이뤄져야 한다.

한방에서는 비뚤어진 뼈와 관절, 근육을 밀고 당겨서 정상 위치로 맞춰주는 교정 요법인 추나요법으로 치료한다. 휘어져서 오랫동안 긴장되고 뭉쳐서 통증이 있는 근육, 관절, 뼈를 추나요법으로 바로잡아 제자리를 찾도록 도와주면 정상 기능으로 회복되어 통증이 사라진다. 그리고 뭉친 근육과 인대를 풀어주고 기혈 순환을 돕기 위해 침 치료와 한약 처방도 함께하면 신체 구조와 기능을 회복하는 데 도움을 준다.

똑바로 앉아라. 앉을 때는 허리를 세우고 가슴은 펴고 상체를 곧

게 펴고 앉는다. 다리를 한쪽으로 꼬고 앉는 버릇은 골반을 틀어지게 하기 때문에 다리를 꼬는 것은 되도록 하지 않는 것이 좋다. 특히 오랫동안 컴퓨터 작업을 할 때는 상체를 세워서 앉도록 신경 쓰고 틈틈이 목을 뒤로 젖혀라. 방바닥에 앉을 때에도 허리를 세우고 가슴을 펴고 앉아라. 방바닥에 앉을 때는 방석을 반으로 접어 엉덩이 뒤쪽 절반을 괴면 허리를 세우고 앉아 있기 훨씬 수월하다. 바닥에 앉을 때 여성들은 다리를 모아 한쪽으로 기울여 앉는 자세를 취하는데, 이런 자세는 척추가 한쪽으로만 심하게 기울게 만든다.

척추측만증을 예방하는 생활 실천 TIP

제대로 서라 한쪽 다리에 힘을 주고 비스듬히 서 있는 자세는 골반을 비뚤게 만드는 나쁜 자세다. 백화점 판매원, 경호원, 조리사 등 오래 서 있는 직업에 종사하는 사람들이 특히 주의해야 한다. 나쁜 자세로 오랫동안 서 있는 것이 측만증의 원인이 된 경우가 많다. 서 있을 때는 턱은 당기고, 가슴은 내밀고, 배는 집어넣고, 허리를 세워야 한다.

바르게 누워라 옆으로 비스듬히 누워 오랜 시간 TV를 보는 것은 좋지 않다. 잘 때에도 엎드려 자는 습관은 피하라. 엎드려 자면 엉덩이와 등뼈는 치솟고 허리는 들어가는 자세가 되는데 이때 허리의 굴곡이 깊어져 척추의 변형을 가져올 수도 있다. 옆으로 눕는다면 반대편도 같은 시간만큼 누워 균형을 주어라.

척추측만증을 예방하는 음식

칼슘 칼슘은 뼈와 관절의 주요 영양소다. 우유 및 유제품, 멸치, 뱅어포, 뼈째 먹는 생선, 해조류, 채소 및 두부, 콩을 충분히 섭취하는 것이 좋다.

비타민K 비타민K는 골 밀도를 높여주는 데 효과가 있어서 뼈가 튼튼해진다. 녹황색 채소, 간, 곡류, 과일 등에 많이 함유되어 있다.

비타민D 비타민D는 뼈의 성장에 반드시 필요한 영양소다. 생선 기름, 달걀노른자에 많다.

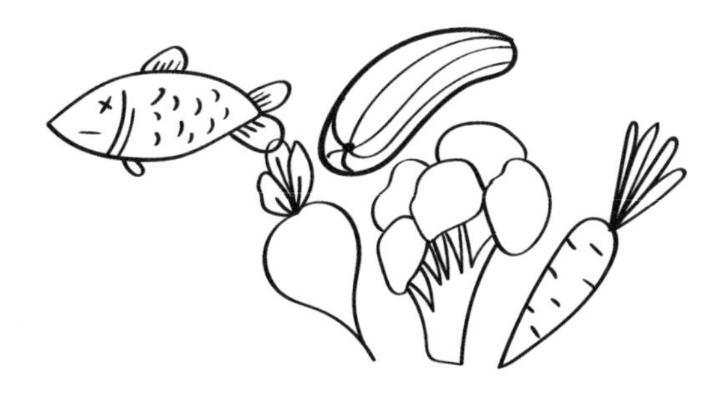

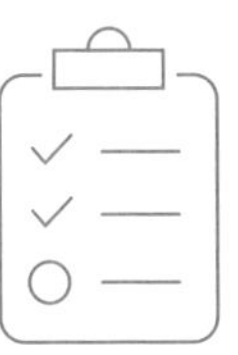

Self Check

당신은 허리디스크?

- [ ] 바닥에 똑바로 누워 (무릎은 편 채로) 한쪽씩 발을 위로 올리면 허리가 아프거나 다리가 당긴다
- [ ] 발뒤꿈치만으로 걷거나, 발가락 끝으로 걷는 동작이 힘들다
- [ ] 허벅지나 무릎, 혹은 종아리, 발등, 발가락 등의 피부를 만졌을 때 남의 살처럼 둔하게 느껴진다
- [ ] 무릎은 편 상태로 몸을 앞으로 구부려 손을 바닥에 닿게 했을 때 허리나 다리가 너무 아프다

▸ 1가지 이상에 해당되면 허리디스크를 의심해봐야 한다.

제대로만 걸어도 디스크는 없다

허리디스크

사례 K팀장은 수개월간 프로젝트를 진행하느라 직원들과 밤낮없이 업무에 매달렸다. 가끔 한쪽 허벅지가 저리다고는 생각했지만 너무 과로해서 그러려니 생각하고 지내던 어느 날, 우연히 한쪽 정강이 피부를 긁다가 감각이 둔하다는 것을 발견했다. 그러고 보니 같은 쪽 엄지발가락도 감각이 둔했다. 당황한 K팀장은 당장 병원을 찾았는데, MRI 검사 결과 허리디스크라는 진단을 받았다. 가끔 허리가 뻐근하긴 했지만 아파서 못 움직이는 일은 없었기 때문에 평소 허리 건강에 무관심했던 K팀장. 그제야 한창 업무가 많아 밤늦게까지 책상 앞에 꼬박 앉아 있었을 때 엉치에서 한쪽 엉덩이까지 묵직하고 땅기는 느낌이 심했던 기억이 났다.

당신의 허리 근육은 쓸 만한가? 당신의 허리는 생각보다 약해서 당신 몰래 힘들어하고 있을지도 모른다. 특히 운동이 부족한 데다 컴퓨터를 끼고 사는 유형이라면 말이다. '자리보존형' 생활습관은 여러 가지 질환의 원인이 되며, 특히 허리를 지탱하는 근육을 점점 약하게 만든다.

척추는 유연하게 흐르는 'S라인' 형태다. 이런 척추의 곡선이 흐트러졌을 때 앞서 언급한 요통이 생긴다. 문제는 현대인의 일상생활이 척추의 곡선을 흐트러뜨리기 쉽다는 것이다. 일단 현대인들은 의자에 앉아 있는 시간이 길다. 의자에 앉으면 척추 라인이 구부러진다. 또 서 있는 것보다 피로감은 덜하지만, 척추가 받는 부담은 서 있을 때보다 훨씬 크다.

직장인 중 요통을 앓는 사람이 특히 많은 것은 컴퓨터 업무가 많아 의자에 앉아 있는 시간이 길기 때문이다. 게다가 보통 앉아 있는 자세가 바르지 못해 허리뿐 아니라 목, 어깨 등 여러 부위에 동시다발로 무리가 온다.

허리 근육이 튼튼하면 척추와 척추 사이에 위치해 외부 충격으로부터 쿠션 역할을 해주는 '디스크'가 본연의 완충 작용을 하는 데 든든한 힘이 된다.

반대로 허리 근육이 약하면 외부 충격에 대한 '디스크'의 완충 작용도 약해져서 충격이나 나쁜 자세로 인한 영향을 그대로 받는다. 이 상태가 오래가면 디스크가 한쪽으로 몰리면서 척추신경을 누르는 디스크 탈출증, 즉 허리디스크가 온다. 또 일상적인 '허리를 구부렸다 펴는' 간단한 동작에도 디스크의 외막(섬유륜)이 찢어지는 위급한 상태에 이를 수 있다.

건강한 허리를 지키는 가장 쉬운 방법은 허리디스크를 만드는 습관을 고치는 것이다. 구부정한 자세로 컴퓨터 모니터를 오래 보는 습관, 스트레칭 없이 장시간 키보드 작업에 집중하는 습관, 평소 다리를 꼬고 앉는 습관을 가지고 있다면 당장 고쳐야 한다. 이런 습관이 지속되면 허리에만 나쁜 것이 아니라 척추 전체에 악영향을 미친다.

컴퓨터 앞에 앉아만 있는 운동 부족형 직장인 10명 중 5명은 점점 자신의 체중이 늘어난다고 말한다. 움직여야 칼로리 소모를 할 수 있는데 가만히 있으니 살이 찌는 것이다. 디스크 환자의 60퍼센트는 비만 환자라는 보고가 있다. 비만을 계속 방치하면 몸 안의 지방이 쌓이는 것은 물론 근육량은 적어진다. 또 대부분 비만 환자는 운동량이 거의 없기 때문에 근육이 더 급격히 약화된다. 특히 이런 증상은 복부비만 환자에게 더 뚜렷이 나타나는데, 배가 나오면 앞쪽으로 중심이 이동해 허리 뼈에 무리가 간다. 척추는 몸무게의 60퍼센트를 감당한다. 배가 많이 나온 체형은 척추가 감당해야 할 무게가 그만큼 더 늘어나 비만 체형에는 요통이 생기고, 심한 경우 허리디스크로 쉽게 발전하는 것이다.

그러나 디스크의 외막이 찢어져서 수핵(디스크의 중심에 있는 말랑말랑한 단백질로 디스크에 가해지는 충격을 완화해주는 쿠션 역할을 한다)이 밖으로 흘러내려 디스크가 주저앉은 위중한 상태가 아니라면 반드시 수술할 필요는 없다.

디스크에 걸리면 수술해야 한다는 인식이 대부분이지만 요즘은 양방에서도 디스크에 손대지 않고 그대로 보존하면서 물리치료, 운동 요법, 약물 요법 등으로 허리 근력을 키우면서 통증을 비수술 요법(보존 요법)으로 치료한다.

또 한방에서는 증상에 따라 기혈 순환을 돕는 '봉침 요법', 디스크의 염증과 통증을 가라앉히고 허리 근육을 강화시켜주는 '한약 요법', 그리고 골반의 틀어짐과 척추 배열을 바로잡는 '추나요법' 등으로 치료하고 있다.

한편 허리디스크와 혼동하는 질병이 있는데 '척추관 협착증'이다. 허리에 통증이 있거나 다리까지 땅기면 일단 '디스크'를 떠올리기 마련이지만, 대부분의 경우 척추관 협착증을 디스크로 잘못 알고 있기도 하다.

척추에는 척추뼈 뒤로 뇌에서 꼬리뼈까지 척추신경이 지나가는 통로인 척추관이 있는데, 나이가 들거나 혹은 나이가 젊더라도 몸 움직임이 적은 사람은 척추관 주변의 인대와 관절이 두꺼워져 척추관이 좁아지게 된다. 이렇게 되면 척추신경이 지나가는 통로가 좁아져 신경을 압박하게 되어 엉치나 다리에 통증이 온다. 디스크와는 원인도 증상도 다르기 때문에 조금만 관심 있게 살펴보면 디스크와 구별이 가능하다.

디스크는 허리를 숙이거나 앉아 있을 때 통증이 심하지만, 척추관 협착증은 허리를 펴면 다리 통증이 심하고, 허리를 구부리면 척추관이 넓어져서 통증이 덜하다. 그리고 디스크는 주로 한쪽 다리가 땅기고 누워서 다리를 들어 올리면 통증이 심해지지만, 척추관 협착증은 누워서 다리를 올리기는 쉬우나 걸어보면 허리보다 다리에 통증이 심해 오래 걷지를 못한다.

제대로 많이 걸어라. 허리 근력을 위한 가장 좋은 운동은 바로 걷는 것이다. 걷기가 허리에 좋은 이유는 허리 전반적인 근육의 지구력을 향상시켜주기 때문이다. 근육의 지구력이 향상되면 피로에 대한 저항성이 증가하고 피로 회복도 빠르다. 걷는 요령은 허리를 펴고 가슴은 열고 자연스럽게 팔을 앞뒤로 흔들어주면서 천천히 오래 걷는 것이다.

그러나 이미 허리에 통증이 있다면 척추 충격을 최소화하기 위해 쿠션이 좋은 운동화를 착용하고, 딱딱한 아스팔트보다는 흙 위를 걸어라. 허리 통증을 줄이는 데는 척추를 지지하는 허리 근육과 하체 근육을 강화하는 운동, 즉 '걷기'를 꾸준히 하는 것이 최고다.

허리디스크를 예방하는 생활 실천 TIP

자주 자세를 바꿔라 적어도 40~50분마다 한 번씩 자세를 바꿔라. 컴퓨터에 집중하다 보면 자신도 모르게 석고상처럼 몸이 굳는다. 허리도 좌우로 움직이고, 등도 다시 펴주면서 자세가 고정되지 않도록 자주 풀어라.

발 받침대를 둬라 의자에 앉았는데 발바닥이 땅에 닿지 않는 높이라면 허리 근육이 많이 긴장된다. 책상과 의자가 약간 높다면 의자 뒤에 엉덩이와 등을 붙이고 허리를 펴고 앉도록 하고 발밑에는 받침대를 둬서 발이 공중에 뜨지 않도록 하자.

등받이가 있는 곳에 앉아라 앉을 때는 바닥에 앉지 말고 가능한 의자에 바로 앉아라. 등받이 없는 바닥에 오래 앉아 있으면 자세가 허리에 큰 부담을 준다. 부득이하게 바닥에 앉을 때는 등을 받힐 수 있는 자리에 앉거나 좌식용 등받이가 있는 의자를 이용하라.

허리디스크를 예방하는 음식

두충차杜沖茶 두충은 맛이 달고 매운 성질의 한약재로, 간신肝腎의 기능 부족으로 나타나는 요통과 무릎이 시리고 약해지는 증상에 근육을 강화하는 작용을 한다. 또 뼈를 튼튼하게 하는 효능이 있다. 특히 허리 근육을 튼튼하게 해주는 효과가 뛰어나기 때문에 오래된 허리 통증 또는 허리디스크 수술 이후 재활 치료 때 복용하면 좋다. 두충 볶은 것 12그램(하루 분량)에 물을 붓고 차茶처럼 달여 마시면 된다.

오가피차五加皮茶 오가피는 오가피나무의 뿌리, 줄기, 가지의 껍질로 맛이 맵고 쓰며 성질이 따뜻해서 몸이 찬 사람들의 근육과 뼈를 튼튼하게 만들어준다. 또한 급성·만성 관절염, 근육 경련, 근육통, 팔다리 쑤심, 강장제, 중풍, 신경통, 항암, 항염 등에 효과가 있어서 허리디스크의 통증을 감소하고 근육도 강화해준다. 오가피 12그램(하루 분량)에 물을 붓고 차茶처럼 달여 마시면 된다.

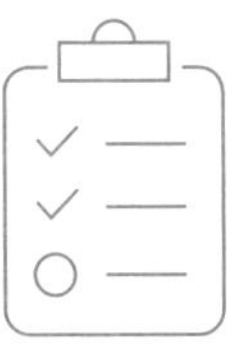

Self Check

당신은 거북목증후군?

차려 자세로 섰을 때 귀의 중간에서부터 아래로 가상의 선을 그려본다. 만약 올바른 자세를 유지하고 있다면 그 선은 어깨 중간의 수직 아래로 떨어지지만 그 선이 중간보다 앞으로 2.5센티미터 이상 떨어지면 거북목증후군은 진행 중이며, 5센티미터 이상이면 이미 당신은 거북목증후군이다.

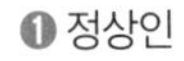

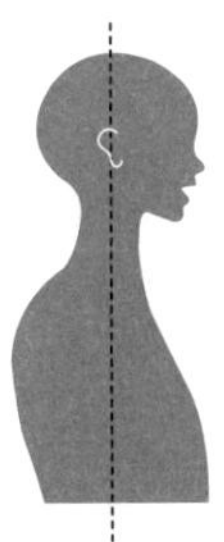

❷ 거북목증후군 환자

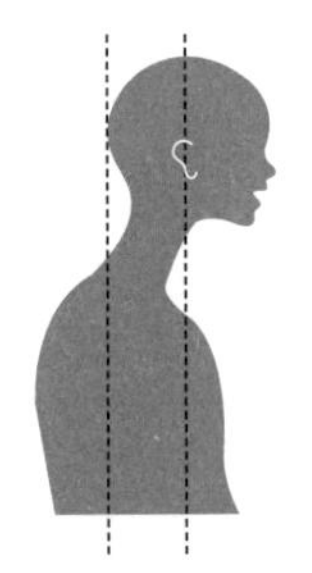

가슴을 쫙 펴라

거북목증후군

사례 L씨의 별명은 '노인네'다. 노인처럼 구부정한 자세 때문에 학교 때부터 친구들이 붙여준 별명으로, 컴퓨터 모니터를 볼 때는 물론이고 책을 읽을 때나 길을 걷고 있을 때도 '거북'처럼 목이 앞으로 쭉 빠져나와 있다. 원래의 키보다 훨씬 작아 보이는 외모도 걱정이지만, 늘 피곤하고 머리도 아프고 어깨와 목덜미가 땅기는 것이 더 괴롭다. 그러던 어느 날 엑스레이를 찍어봤는데 몸체보다 목이 앞으로 많이 빠져나와 굳은 '거북목증후군'이란다. 의사 선생님은 "이대로 살다가는 목 근육과 인대가 디스크를 압박해서 목디스크가 생길 수 있으니 자세를 바로잡아야 한다"고 충고했다.

거북목이란 표현이 참 재미있다. 목이 몸보다 앞으로 튀어나와 거북이 목처럼 빠져나와 있는 모습을 표현한 단어다.

사람들은 자기 자신이 거북목인 것을 대개는 잘 모른다. 목뼈 엑스레이를 찍고 '거북목' 진단을 받고 나서야 깜짝 놀라는 경우가 많다.

그렇다면 '거북목'은 어떻게 알 수 있을까?

척추는 옆에서 봤을 때 자연스러운 S자가 나와야 건강한 척추다. 특히 목뼈는 무거운 머리의 무게를 감당하기 위해 C자 커브가 되야 한다. 그러나 책을 읽거나 모니터를 오래 쳐다보는, 즉 목이 앞으로 많이 빠져나와 있는 자세를 오래 유지하면 C자 커브로는 목덜미와 어깨 인대, 근육이 머리 무게를 버티기 힘들다. 점점 목뼈의 커브는 일자형으로 펴지고 목덜미와 어깨는 심하게 스트레스를 받아 딱딱하게 굳는다. 이를 방치하면 목디스크로 발전할 소지도 클 뿐 아니라 척추 전체가 변형이 생길 수 있다.

목뼈는 허리뼈 크기의 절반 정도밖에 안 되지만 움직이는 범위는 허리보다 훨씬 넓고, 목 주변의 근육이나 인대는 허리보다 훨씬 약하다. 목뼈는 허리뼈보다 애초에 빨리 나빠질 조건을 충분히 가지고 있는 것이다. 그래서 목은 작은 충격에도 큰 부상을 입고 나쁜 자세에 영향을 많이 받는다. 나쁜 자세로 인해 목에 통증을 느끼는 경우는 장시간 컴퓨터를 사용한다거나, 베개를 높이 벤다거나, 전화기를 어깨에 끼우고 장시간 통화한다거나, 의자에 앉아 목을 떨어뜨린 채로 곯아떨어진다거나, 장시간 운전할 때다.

그 외에 거북목을 만드는 나쁜 습관이 몇 가지 있다. 첫째는 큰 헤드폰을 목에 걸어놓고 다니는 습관이다. 아무리 가벼운 것이라도 목 주변과 어깨 근육은 긴장되어 거북목이 될 수 있으니 주의해야 한다. 둘째는 불편하고 높은 구두다. 특히 여성의 경우 헐렁한 구두나 익숙하지 않은 높은 굽의 신발을 신고 다니면 목이 앞으로 쭉 빠져나오게 된다. 셋째는 바닥에 신문이나 책을 펼쳐놓고 고개를 푹 숙여 읽는 습관이다. 이 자세는 목과 어깨에 부담을 준다. 신문은 접어서 눈높이로 올리고 읽는 것이 좋다. 넷째는 맨바닥에 앉아 있을 때의 자세다. 등받이 없는 바닥에 앉을 때 등을 구부리거나 고개를 앞으로 나오게 앉는 것은 좋지 않다. 등을 벽에 기대거나 등받이 있는 좌식 의자를 사용하는 것이 좋고, 그렇지 않을 때는 방석을 반으로 접어 엉덩이 뒤쪽에 깔고 앉으면 그냥 앉을 때보다 등을 펴고 앉아 있기 수월해서 거북목이 되는 것을 예방할 수 있다.

평소 목덜미와 어깨가 뻐근하고 무겁고, 어깨 근육이 단단하게 뭉쳐 있고, 머리가 맑지 못하고, 뒷머리가 묵직한가? 목을 자주 삐거나 잠자고 일어난 뒤 목을 움직이지 못하는 일이 자주 있는가? 그렇다면 목이 앞으로 빠져나와 굳어 있지는 않은지 자세를 점검해봐야 한다.

한방에서는 목덜미와 어깨 주위의 기혈이 막혀서 통증이 온다고 보고 에너지 흐름을 조정하기 위해 침, 뜸을 이용해서 기혈 순환을 돕는 방법으로 치료한다. 경우에 따라서는 근육의 긴장을 풀어주는 한약을 처방하기도 하며, 비뚤어진 뼈나 근육을 밀고 당겨서 바로잡기 위해 추나요법을 하기도 한다.

가슴을 쫙 펴라. 자신이 똑바로 서 있다고 생각하겠지만 대부분은 등을 구부리고 생활한다. 업무를 할 때나 서 있을 때 가슴을 쫙 펴고 시선을 15도 높이면 등이 펴지고 앞으로 빠졌던 고개가 자연스럽게 제 위치로 돌아온다. 가슴을 쫙 펴고 손을 등 뒤에서 살짝 깍지를 끼어주면 구부러졌던 가슴 근육이 활짝 펴지고 등도 시원하게 스트레칭될 것이다. 그것만으로도 당신의 몸은 활력이 생길 것이다.

거북목증후군을 예방하는 생활 실천 TIP

등을 펴고 앉아라 업무나 공부를 하기 위해 의자에 앉을 때는 엉덩이를 의자 뒤까지 붙이고 허리와 등을 쭉 펴고 어깨도 펴고 앉자. 등이 펴지면 고개가 앞으로 빠지기 어렵다.

기지개를 자주 켜라 수시로 기지개를 켜거나 두 손을 깍지 끼고 위로 올려 몸 뒤로 젖히는 동작을 반복하거나 목을 풀어주는 운동을 하자. 무의식적으로 고개가 앞으로 빠져나와 있더라도 기지개 한 번이면 회복된다.

타월을 말아서 베고 눕자 천정을 보고 바닥에 누워 타월 동그랗게 만 것을 목 뒤에 받혀두고 10분 정도 누워 있자. 목뼈의 자연스러운 C자 곡선을 따라 타월을 받혀두고 있으면 목과 어깨 근육의 긴장이 풀어지면서 편안해진다.

통증이 심하면 침을 맞아라 목과 어깨의 통증이 심할 때는 참지 말고 침을 맞아라. 나쁜 자세로 인해 목과 어깨의 기혈 순환이 막혀서 통증이 온 것이니, 침으로 기혈 순환을 도우면 통증을 줄여주는 신경 물질인 엔도르핀이 몸속에서 생산된다.

거북목증후군을 예방하는 음식

모과 《동의보감》에서 '모과는 힘줄과 뼈를 튼튼하게 하고 다리와 무릎에 힘이 빠지는 것을 낫게 한다'고 소개하는데, 목과 허리 근육이 땅기고 쑤시는 통증이 있을 때 소염 진통 효과가 뛰어난 모과를 차로 끓여 마시면 효과가 있다.

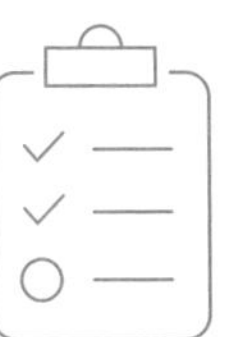

Self Check

당신은 안구건조증?

- [ ] 아침에 일어나면 눈이 뻑뻑하고 충혈되어 있다
- [ ] 건조한 곳이나 공기가 탁한 곳에 있으면 눈이 화끈거린다
- [ ] 눈꺼풀에 염증이 자주 생긴다
- [ ] 자주 눈의 피로를 느끼며 눈곱이 남보다 잘 낀다
- [ ] 시야가 뿌옇게 보이고 통증이 있다
- [ ] 밝은 곳에서 눈을 제대로 뜨기 어렵다
- [ ] 눈에 통증을 느끼면서 시력이 떨어진다
- [ ] 콘택트렌즈 착용이 어렵다

▸ 2가지 이하면 안구건조증 초기, 3~4가지일 경우는 중기, 5가지 이상이면 말기로 위험한 상태이다.

눈에도 휴식 시간을 줘라

안구건조증

사례 L씨(23세 여)는 언제부턴가 오후만 되면 눈이 뻑뻑하고 피로하면서 충혈이 쉽게 되었다. 증상은 점점 심해져서 눈이 침침하고 일할 때 컴퓨터 모니터 화면을 조금만 오래 보고 있으면 이유 없이 눈물이 줄줄 났다. 눈에 이상이 있는 건 아닌가 해서 안과를 가 봤는데, 눈물샘에서 눈물 분비가 잘 되지 않아 생기는 '안구건조증'이란다. 병원에서는 인공 눈물액을 처방해줬지만 약을 넣을 때만 눈이 개운한 것 같고, 퇴근 무렵만 되면 흰자위에 핏발이 서고 눈 안이 뻑뻑해서 오랜 시간 업무에 집중할 수가 없기는 마찬가지였다.

'몸이 천 냥이면 눈이 구백 냥'이란 속담이 있다. 눈 건강이 몸 컨디션을 좌우하는 중요한 지표라는 이야기다. 건강하고 편안한 눈은 사람의 첫인상을 좌우하기도 한다. 예전과 달리 요즘은 사람보다는 컴퓨터를 대하는 시간이 늘어 가족 얼굴보다 모니터를 보는 시간이 늘었다. 그만큼 우리의 눈은 모니터를 바라보는 데 익숙해져 있다. 하지만 불행하게도 모니터에서 나오는 빛은 우리의 눈을 심각하게 해친다.

L씨처럼 컴퓨터를 종일 사용하는 사람들에게 안구건조증은 흔한 증상이다. 그래서 컴퓨터를 오래 사용하다 보면 으레 그러려니 생각하고 방치하는 사람이 많다. 하지만 인공눈물액에 의존할수록 의존도는 높아지고, 시간을 오래 끌면 각막이 쉽게 건조해지고 상처가 나기도 쉬워서 안구건조증은 점점 더 악화된다.

눈을 깜빡이는 이유는 안구 표면을 눈물 막으로 촉촉이 적셔주기 위한 것이다. 그러나 모니터를 오랜 시간 마주하는 사람은 눈을 훨씬 덜 깜빡이기 때문에, 하루 5시간 이상 컴퓨터 작업을 하는 사람 3명 중 1명은 안구건조증이 생기기 쉽다. '눈 깜빡이지 않고 종일 모니터 노려보기'가 안구를 바싹 말리는 것이다.

사실 우리의 눈을 괴롭히는 것은 모니터뿐만이 아니다. 겨울철 난방 또한 눈을 괴롭힌다. 겨울에 실내 환기를 하지 않으면 건조한 공간 안에 수많은 세균과 먼지들이 날아다니기 때문에 안구가 쉽게 건조해진다. 특히 피로 누적으로 면역력이 많이 떨어져 있는 상태라면 컴퓨터를 오래 보고 있지 않더라도 안구가 쉽게 건조해진다. 이외에도 비타민A가 부족하거나, 인공눈물액을 오래 그리고 많이 사용했거나, 근시교정술 이후에 잠시 후유 증상이 있을 때도 나타난다.

안구건조증이 심해지면 컴퓨터 앞에 앉아 있을 때뿐 아니라 사람

많은 장소, 지하나 환기가 잘 안 되는 곳, 카펫 깔린 곳, 담배 연기 많은 곳, 공기가 나쁜 곳, 건조한 곳에서도 눈이 금방 충혈되고 따갑고 아프다. 그래서 호텔, 백화점, 비행기나 기차 또는 버스 안, 지하에 위치한 노래방, 담배 연기 가득한 밀폐된 방과 같은 곳은 안구건조증이 있는 사람에겐 괴로운 장소다. 과음한 다음 날, 수면이 부족한 날, 너무 피로한 날, 그리고 감기 들었을 때 안구건조증이 더욱 심해지는 것도 특징이다.

또한 젊은 여성들이 즐겨 사용하는 아이섀도, 마스카라, 아이라이너, 아이메이크업리무버 등의 눈 관련 화장품도 각막을 건조하게 만드는 원인이다. 화장품 가루와 속눈썹 주위에 남은 유분과 찌꺼기가 각막을 자극하기 때문이다. 물론 눈 화장을 지우지 않고 잠을 자는 것도 눈에 좋지 않다.

한방에서는 눈과 간의 기능이 밀접한 관련이 있다고 보는데, 특히 혈액과 눈물은 간의 기능에 의해 좌우된다고 본다. 장시간의 컴퓨터 사용은 눈을 혹사하고, 업무 스트레스로 피로가 쌓이면서 간이 제 기능을 발휘하지 못해 눈물의 분비에 좋지 않은 영향을 미치게 된다. 그래서 한방에서 안구건조증을 치료할 때는 눈 주위의 기혈 순환을 도와 눈물샘의 순환을 촉진시키는 침 요법과, 원기를 돋우고 간의 피로를 풀어 그 기능을 회복시키는 한약 요법을 사용한다.

눈을 쉬게 하라. 컴퓨터 모니터를 오래 보지 마라. 멀리 있는 사람도 가끔 한 번씩 쳐다보고, 녹색 식물도 한 번씩 바라봐라. 잠시 눈을 감고 혹사당하는 눈 대화를 걸어도 좋다.

만약 종일 컴퓨터와 씨름해야 하는 업종에 종사하고 있다면, 컴퓨터에도 당신의 눈에도 50분 업무에 10분 휴식 시간을 배당해줘라. 뇌도 쉬고 눈도 쉴 수 있어서, 눈도 마음도 훨씬 편안해질 것이다. 그리고 모니터를 바라볼 때는 눈싸움하듯이 노려보지 말고, 편안하게 연인을 바라보듯이 자연스럽게 눈을 깜박여라. 눈이 편안하고 건강해야 몸도 건강해진다.

안구건조증을 예방하는 생활 실천 TIP

눈을 쉬게 해주자 컴퓨터 작업 시 되도록 50분 업무에 10분 휴식을 취한다. 장시간 작업 때는 30분 작업, 30초 먼 곳 보기를 하자.

눈을 자주 깜박이자 모니터를 볼 때 눈을 자주 깜박여서 각막에 눈물막 형성을 도와주자.

모니터 낮게 두기 모니터를 시선보다 약 15도 정도 낮게 두자. 눈의 노출 면적이 줄면 눈물이 덜 증발된다.

습도를 맞추자 사무실이 건조하지 않도록 개인용 가습기를 책상 위에 설치하자(실내 습도 60퍼센트 유지).

안구건조증을 예방하는 음식

결명자차 결명자는 눈을 맑게 해주는 효과가 있어서 차로 끓여 마시면 좋다. 눈이 피곤하고 초점이 흐려지는 느낌이 들 때, 눈이 건조하거나 빡빡한 느낌이 들 때 마시면 좋다. 열을 없애서 눈을 맑게 해주는 효과가 있다. 결명자 20그램에 물 600밀리리터를 붓고 끓여내 수시로 마신다.

국화차 국화는 몸의 열을 없애주는 효능이 있다. 특히 눈의 염증에 효과가 좋아 피로로 인한 안과 질환에 이용할 수 있는 한약재다. 또 혈압을 낮추는 작용과 두뇌 혹사로 인한 신경쇠약 증상에도 효과가 있다. 결명자와 마찬가지로 차 대용으로 끓여 마시는 것이 편리하다.

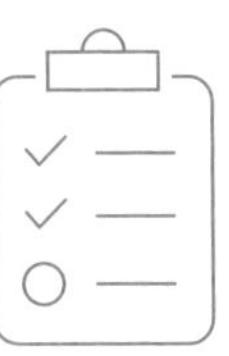

Self Check

당신은 스마트폰 노안?

- [ ] 스마트폰을 하루 3시간 이상 사용한다
- [ ] 스마트폰 화면에서 눈을 떼고 나면 눈의 초점이 잘 맞지 않는다
- [ ] 먼 곳을 바라보다 가까운 곳을 보면 눈이 침침하다
- [ ] 가까운 곳을 보다 먼 곳을 보면 초점이 잘 맞지 않는다
- [ ] 저녁이 되면 스마트폰 화면이 잘 보이지 않는다
- [ ] 어깨가 결리고 목이 뻐근하고 가끔 두통이 있다

▶ 3개 이상에 해당되면 스마트폰으로 인한 노안을 의심해봐야 한다.

스마트폰이 젊은 노안을 만든다

스마트폰 노안

사례 K씨(37세)는 최근 부쩍 눈이 침침하고, 스마트폰을 보다가 TV를 보려고 할 때 초점이 흐릿하고 잡히지 않는 것이 불편해서 안과를 찾았다. 그런데 병원에서 노안이 시작되었다는 충격적인 말을 들었다. K씨는 깜짝 놀라 지인들에게 이 사실을 이야기했고, 생각보다 많은 사람이 비슷한 증상인 젊은 노안으로 진단받은 사실을 알게 되었다.

한국갤럽조사연구소의 조사 결과에 따르면, 지난 2012년 1월 스마트폰 사용률은 53.4퍼센트였으나 이후 꾸준히 증가해 2017년 1월 93퍼센트까지 높아졌다. 이처럼 스마트폰의 과도한 사용은 현대인들에게 척추 질환, 손목 저림, 어깨 결림 등 다양한 몸의 이상을 유발하는데, 특히 눈에 미치는 영향은 심각한 수준이다. 그중 주로 50~60대에게 나타나던 노안의 연령층이 점차 낮아져 30~40대의 젊은 층에게도 나타나고 있고, 심하게는 황반변성이 생겨 시력을 잃는 경우도 있다.

노안은 수정체의 조절력이 떨어져 가까운 물체를 볼 때 자동으로 초점이 잡혀서 사물이나 글씨가 또렷하게 보이는 중요 기능이 제대로 안 되는 자연적인 노화 증상이다. 즉, 가까운 곳에 있는 사물이나 글씨가 잘 보이지 않고 눈이 침침해지며 쉽게 피로하고 뻑뻑해지는 것이다. 노안은 일반적으로 40대 후반 이후에 시작된다고 알려져 있지만, 최근에는 30대는 물론 20대까지도 노안 증상을 호소하는 경우가 늘고 있다. 노안이 오면, 책이나 신문 속 작은 글씨가 잘 보이지 않아 눈을 자주 비비거나 얼굴을 찡그리는 게 가장 특징이다. 심한 경우 두통을 동반하므로 일상생활이 상당히 불편해진다.

젊은 노안의 원인으로는 컴퓨터, 스마트폰, 태블릿 PC 등 디지털 기기의 과도한 사용이 대표적인데, 이런 디지털 기기가 우리 눈에 나쁜 이유는 '블루라이트(Blue Light, 청색광)' 때문이다. 블루라이트는 380~500나노미터의 푸른색 계열 단파장 가시광선으로, 눈에 해로운 자외선과 가장 근접한 영역의 빛이다. 블루라이트는 눈의 피로와 안구건조증, 두통, 불면증 등을 유발하고 심한 경우 망막 기능의 저하를 가져온다.

특히 요즘처럼 잠들기 전까지 손에서 스마트폰을 놓지 못하고, 어두운 곳에서도 눈앞에 스마트폰 화면을 오랫동안 응시하고 있으면 눈의 피로가 쉽게 가중된다. 그러면 안구 주위의 근육이 긴장되고 딱딱해지고 수정체의 노화가 빨라지며, 스마트폰에서 나오는 블루라이트가 망막 시세포 손상을 일으켜 젊은 노안이 생기게 된다. 이 밖에 스트레스, 흡연, 환경오염 등도 활성산소 발생량을 늘려 눈의 노화가 빨라지도록 자극하는 원인 요소이다.

수시로 먼 곳을 바라보자. 스마트폰 화면을 장시간 집중해서 볼 때는 분당 눈 깜빡임 횟수가 급격히 줄어든다. 그리고 가까운 화면에 초점을 맞추려고 수정체와 안구 주위의 근육이 과하게 긴장하게 되어 눈이 쉽게 피로해지는데, 이럴 때 눈 건강이 급속히 나빠진다. 가까운 화면만 오래 보지 말고, 고개를 들어 먼 곳을 바라보자.

스마트폰 노안을 예방하는 생활 실천 TIP

눈 운동을 수시로 하자 눈동자를 크게 시계 방향으로 굴렸다가 반시계 방향으로 굴리는 운동을 틈나는 대로 열심히 하자. 안구 근육이 딱딱해지는 것을 예방해주는 좋은 운동이다.

스마트폰 화면은 눈과 수직이 되도록 위치시키고 모니터 밝기는 중간 밝기로 설정하라

버스나 지하철 등 흔들리는 곳에서 스마트폰 보는 것을 자제하라

스마트폰과 눈의 거리는 40~70센티미터를 유지하라

주변이 어두운 밤이나 잠자리에서는 스마트폰을 멀리하라

자외선으로부터 눈을 보호하라 햇살이 강한 날은 UV를 차단하는 선글라스 착용을 권한다.

술과 담배를 삼가라 술과 담배는 노안을 유발하는 원인인 안구건조증을 일으킬 수 있어 삼가는 것이 좋다. 특히 담배 연기가 눈에 닿으면 일시적으로 눈물층이 깨지면서 따갑고 시린 증상이 나타나는데, 이런 자극이 반복되면 안구건조증으로 이어지기 쉽다.

노안을 예방하는 음식

물 하루 8잔 이상의 물을 마시면 안구가 덜 건조해진다.

블루베리 블루베리의 검보라색 색소에 들어 있는 안토시아닌anthocyanin 성분은 시력을 보호하고 눈의 피로와 뻑뻑한 느낌을 감소시키는 효능이 있다.

또한 야맹증 예방과 초기 근시 완화에도 도움이 된다.

빌베리 블루베리와 비슷하게 생긴 빌베리의 검푸른 색소에도 안토시아닌이 다량 함유되어 있어 시력 보호에 탁월한 효능이 있다. 우리 눈의 망막에는 로돕신rhodopsin 성분이 있는데, 로돕신이 부족하면 시력 저하와 함께 눈이 쉽게 피로해진다. 빌베리의 안토시아닌 성분은 로돕신의 재합성을 촉진하는 역할을 한다.

시금치 시금치에는 망막을 보호하는 루테인lutein 성분이 많으며, 채소 중에 비타민A를 가장 많이 함유하고 있다. 비타민A는 눈의 건강과 직결되는 성분으로, 시금치 줄기보다는 잎사귀에 많이 들어 있다.

당근 당근은 비타민A를 함유하고 있어 야맹증을 예방하고 시력을 보호하는 데 효과적이다.

GREEN
TEA

06

병은 **성생활**에서 시작된다

남녀 모두 겪는다 갱년기 증후군

담배부터 끊어라 발기부전

몸을 따뜻하게 하라 질염

서로 솔직하게 이야기하라 섹스리스

몸을 먼저 만들어라 기능성 불임

오래 서 있지 마라 습관성 유산

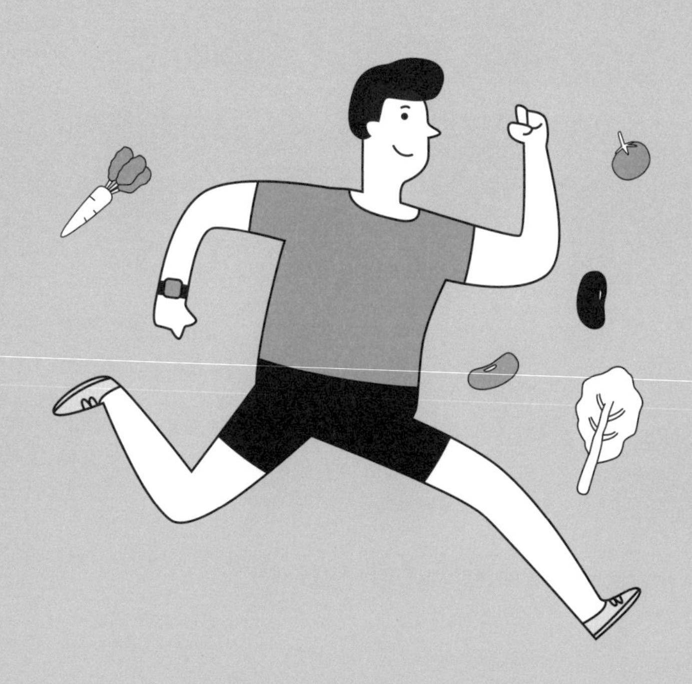

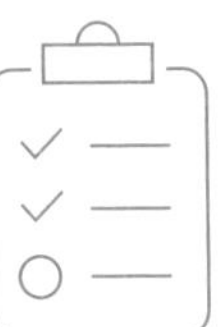

Self Check
당신은 갱년기?

여성

- ☐ 얼굴이 빨개지고 화끈거리는 일이 잦다
- ☐ 이유 없이 심장이 두근거리고 불안하다
- ☐ 손, 발, 무릎, 발뒤꿈치 등에 통증이 있다
- ☐ 가슴이 답답하고 통증이 있다
- ☐ 잠들기 어렵다
- ☐ 두통, 이명 현상이 생긴다
- ☐ 성욕이 감퇴되었다
- ☐ 금세 피로하고 무기력하다

남성

- ☐ 성욕이 줄었다
- ☐ 무기력하다
- ☐ 근력과 지구력이 감소했다
- ☐ 업무 능력이 줄었다
- ☐ 조금만 운동해도 금세 지친다
- ☐ 자주 슬퍼지고 짜증이 난다
- ☐ 저녁 식사 후 졸린다
- ☐ 의욕이 없고 매사에 재미가 없다

▶ 3가지 이상에 해당되면 갱년기를 의심해봐야 한다.

남녀 모두 겪는다

갱년기 증후군

사례 1 B씨(48세 여성)는 밤에 잠을 못자는 날이 많아지면서 이유 없이 얼굴이 화끈 달아오르고 가슴이 두근거리는 일이 잦아졌다. 조그만 일에도 짜증이 나고, 시도 때도 없이 우울해졌다.

사례 2 A씨(50세 남성)는 요즘 부쩍 의욕이 떨어져서 일이 손에 잡히질 않는다. 이유 없이 슬퍼지고, 매사에 재미가 없고, 무기력해지더니 발기 장애까지 생겨 당황스럽다. 걱정스러운 마음에 건강기능식품을 챙겨 먹고는 있지만 증상이 나아질 기미가 없다.

이 두 사람은 모두 중년에 찾아오는 오춘기, 즉 갱년기 증후군을 겪고 있다. 남녀 불문하고 갱년기가 되면 호르몬의 변화가 생기고, 정도의 차이는 있지만 갱년기 증후군을 겪게 된다. 모든 일에 위축되고 자신감이 결여되며, 불안, 의기소침, 소외감, 우울감, 위기의식 등의 심리적인 문제에서부터 체형의 변화, 근력의 약화, 골다공증, 체력 저하,

피부 노화, 대사 장애, 수면 장애, 성욕 감퇴 등의 육체적인 문제까지 발생하게 된다. 여성은 폐경이라는 명확한 변화가 있기 때문에 갱년기를 자각하기 쉽지만, 남성은 정확히 깨닫지 못하고 방치하기 쉬워 우울증, 불안장애, 불면증, 암, 심장 질환, 뇌혈관 질환 등 다양한 문제를 불러일으킬 수 있다.

갱년기 장애는 남녀의 성호르몬 수치가 떨어지면서 발생한다. 여성은 에스트로겐estrogen 수치가 갑자기 낮아지면서 폐경까지 겹칠 경우 증상이 갑자기 심해지는 경우가 많고, 남성은 테스토스테론 수치가 차차 낮아지면서 증상이 발생한다.

증상은 1년에서 길게는 5~7년까지 계속되기도 하며, 사람에 따라 다양한 유형으로 나타나는데, 가볍게 지나가는 사람도 있지만 일상생활에 지장을 줄 정도로 심각한 증상을 보이는 사람도 있어 초기 치료가 중요하다.

갱년기 증상은 여성은 안면 홍조, 발한, 수면 장애, 기억력 감퇴, 짜증, 피로감, 탈모, 우울, 불안, 초조, 두통, 현기증, 관절통, 성욕 감퇴, 질 건조감, 유방 통증, 소화불량, 체중 증가, 요실금 등으로 나타나며, 남성은 업무능률 저하, 심한 피로감, 짜증, 수면 장애, 우울, 불안, 초조, 두통, 현기증, 성욕 감퇴, 발기부전, 운동능력 저하, 탈모, 변덕스러운 기분 변화, 근육 감소 등으로 나타난다.

갱년기 장애는 치료에 앞서 적극적인 운동 요법과 심리 요법이 필요하다. 갱년기를 겪으면서 현저히 근력이 떨어지기 때문에 이 시기 동안 빠르게 걷기나 수영 등의 유산소 운동으로 꾸준히 근력을 키우고 심폐 기능을 강화하면서 운동을 통해 신체 건강과 정신 건강을 두루 보완하는 지혜가 필요하다.

갱년기에는 의욕 상실, 불안, 초조, 짜증 등의 기분 변화가 심하기 때문에 심리적인 안정이 어느 때보다 필요하다. 혼자 있기보다는 가족이나 동호인, 지인들과 함께 지내는 것이 도움이 되며, 취미활동을 통해 활력을 얻는 것도 좋다.

취미생활을 즐기자. 갱년기 증상을 극복하는 데에 정신적·신체적으로 가장 도움이 되는 방법을 꼽으라면 단연, 취미생활에 집중하는 것이다.

음악, 미술, 스포츠 등 어떤 것이라도 좋으니 평소 관심 있었던 분야에 주저 말고 도전해서 배워보고 기량을 연마하는 데 집중해보자. 그러면 우울감, 의기소침, 불안, 초조한 감정이 사라지고 어느새 전문가 수준의 아마추어가 되어 있는 자신을 발견하고 대견하고 뿌듯한 성취감을 느끼게 될 것이다.

예술과 스포츠는 정신적인 안정감을 주는 데 도움이 되고, 사회적인 소외감을 극복하는 데도 도움이 된다. 무엇보다 존재감을 느낄 수 있고, 주위 사람들과 더불어 지내면서 성호르몬의 감소로 인한 신체의 변화를 잊고 밝은 마음으로 현재의 증상을 극복할 수 있는 여유를 가질 수 있게 만들어준다.

가족들에게 자신의 갱년기 증상을 이해해달라고만 하지 말고, 스스로 극복할 수 있는 동기를 만드는 것이 우선이다. 취미생활을 늘리고 전문적인 실력을 갖추는 데 집중하는 것은 어떤 약물이나 음식으로도 대체할 수 없는 좋은 약이 될 수 있다.

갱년기 증상을 예방하는 생활 실천 TIP

반려식물을 기르자 식물 재배는 반려동물과는 달리 많은 비용이 들지 않으면서 자신의 상황에 맞게 화분에 키울 수도 있고, 옥상이나 베란다 텃밭 또는 주말농장까지 다양한 규모로 재배가 가능하다. 꽃을 볼 수 있는 식물도 좋지만 상추나 배추, 고추, 가지 등을 심으면 먹거리도 제공받을 수 있고, 시간과 환경에 따라 식물이 변화해가는 모습을 보면 정서 안정에도 큰 도움이 된다.

반려동물을 키우자 반려동물과 함께 생활하면 정서적인 안정감이 생기고 동물과 교감하는 과정에서 우울증을 완화시켜주는 치료 효과도 얻을 수 있다. 또 개의 경우는 규칙적으로 산책을 함께 하면서 걷는 운동을 할 수 있어 적절하게 콜레스테롤을 유지하고 고혈압을 예방하며 심장을 튼튼히 하는 데에 도움이 된다.

갱년기 증상을 예방하는 음식

비트 비트는 체내 활성산소를 없애 노화를 방지하며, 비타민과 철분 함량이 많아 혈액순환을 도와 고혈압을 예방하고 여성의 생리 불순이나 갱년기 증상에 도움이 된다. 주스, 물김치, 장아찌, 피클, 샐러드, 조림, 튀김, 볶음 등 다양한 조리법으로 활용 범위가 넓다.

블루베리 블루베리 속의 안토시아닌은 뇌 기능을 활성화하고, 폴리페놀polyphenol은 신경 기능을 개선하고 치매를 예방하며, 플라보노이드flavonoid 성분은 기억력을 향상시킨다. 블루베리는 강력한 항산화 효능으로 노화 예방에도 탁월한 효과가 있으며 정력 감퇴, 성욕 저하는 물론이고 남성의 전립선 질환에도 도움이 된다.

가지 가지의 진한 보라색은 항산화 물질인 안토시아닌 성분으로 활성산소를 없애고 노화를 예방하며 혈관 속의 노폐물을 제거해서 혈관을 깨끗하게 해준다. 칼로리가 낮고 식이섬유가 풍부해서 장내 노폐물 제거에도 효과적이다.

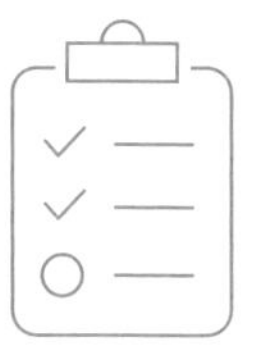

Self Check
당신의 발기부전은 일시적인가?

- [ ] 부부관계 네 번 중 한 번 정도 발기가 안 된다
- [ ] 위의 증상이 3개월 이상 지속되었다

▶ 2가지 항목에 모두 해당되면 일시적 발기부전이다.

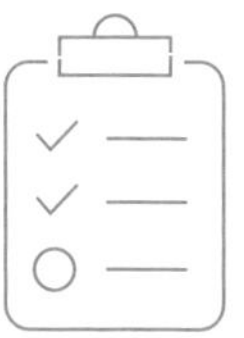

Self Check
당신의 발기부전은 심리적인 원인 때문인가, 질병 때문인가?

- [ ] 발기부전이 예고 없이 갑자기 생겼다
- [ ] 평소에는 발기에 이상이 없다가 특정 상황만 되면 발기가 안 된다
- [ ] 수면 중 발기나 새벽 발기는 정상이다

▶ 3가지 항목에 모두 해당되면 심리적인 원인으로 인한 발기부전을 의심해봐야 한다.

담배부터 끊어라

발기부전

사례 1 C사장(45세 남)은 얼마 전 부부관계 도중에 음경이 힘없이 가라앉는 일을 경험했다. 그 후 얼마동안 이상이 없다가 비슷한 일이 또 생겨 비뇨기과 진찰을 받았는데 모두 이상이 없다는 진단을 받았다. C사장은 최근 회사 자금이 잘 돌지 않아 스트레스를 받고 있어서 잠도 잘 자지 못했고, 성욕도 줄어 부부관계 횟수도 뜸해졌다. 고민 끝에 한의원을 찾은 C사장은 '일시적 음위증陰萎症(발기부전)'을 진단받고 마음을 편안하게 안정시키면서 양기를 북돋는 약을 처방받은 후 정상적인 부부생활을 되찾을 수 있었다.

인체는 생명을 유지하기 위하여 여러 가지 생리 현상을 보인다. 몸 컨디션이 좋지 않아 여성에게 생리 불순이나 무월경이 갑자기 생겼다가 자연스럽게 없어지는 것과 마찬가지로, 남성에게는 일시적으로 발기에 이상이 생긴다. 40대 남성이 가끔씩 발기부전을 경험하는 것은 흔한 현상이다. 그러나 이런 일이 갑자기 생기면 남성들은 심리적으로 충격을 받는다. 또 자신감을 잃게 될 뿐 아니라 불안감에 부부관계를 피하기도 한다.

세계보건기구에서는 발기부전을 '성교를 할 때 3개월간 지속적으로 이상이 있을 경우'라고 정의한다. 가끔씩 발기부전이 있다가 다시 정상적으로 발기가 되면 큰 문제는 없다. 그러나 반복적인 발기 이상은 그 원인을 찾아서 바로잡아야 진짜 발기부전으로 발전하는 것을 막을 수 있다.

C사장은 회사 경영에 문제가 생기면서 심리적인 스트레스가 누적되어 발기 신경이 둔해진 경우다. 이처럼 사업이나 가정 또는 개인적인 일로 불안, 초조, 우울, 걱정 등의 심리적인 불안정이 계속되면 심리적인 발기부전이 생긴다. 예를 들면 가족 중에 위중한 환자가 생겼거나, 죽었거나, 경제적으로 중대한 파탄을 맞았을 때가 그렇다. 심리적인 부담 때문에 성욕이 사라지고 발기부전이 일시적으로 생기는 것이다.

갑자기 발기부전이 생겨 병원을 찾았지만 이상이 없다는 사람들을 진찰해보면, 너무 일에 열중한 나머지 매일의 피로가 과도하게 누적된 것이 원인인 경우도 있다. 그리고 만성피로증후군의 증상을 가진 남성들에게서 성욕이 감퇴하고, 발기부전이 갑자기 생기는 사례도 종종 볼 수 있다.

사례 2 대기업 임원인 B씨(49세 남)는 최근 부부관계 도중 몇 번이나 발기가 되지 않아 도중에 그만두는 일이 잦아지자 의기소침해졌다. B씨는 지난 수년 동안 건강검진에서 고혈압, 당뇨, 고지혈증 진단을 받아왔다. 과체중으로 특히 복부 비만이 심하고, 혈압약과 당뇨약을 복용한 지는 5년이 넘었다. B씨는 주 2~3일 술을 마시고, 담배도 하루에 한 갑씩 피운다.

B씨의 발기부전은 신체적인 원인이 많다. B씨는 건강검진에서 늘 비만 진단을 받았는데, 복부가 비만해지면 양기陽氣는 줄어들고 음기陰氣가 왕성해져 음낭이 습해지고 발기력이 떨어진다. 성 기능 저하를 호소하는 남성 중 복부 비만인 경우가 60퍼센트에 달한다는 보고도 있다.

B씨는 40대 후반에 접어들면서 남성호르몬이 감소했을 가능성도 높다. 남성호르몬이 감소하면 여성처럼 근육은 줄고 체지방이 쌓이며, 유방도 여성처럼 커지고 늘어난다. 배는 아래로 축 늘어지고 피부가 거칠어지면서 탄력이 줄어드는 신체 변화가 나타난다.

발기부전이 생기게 되는 뚜렷한 질병이 몇 가지 있다. 그중 대표적인 것이 B씨가 가지고 있는 고혈압, 당뇨, 고지혈증 등의 말초혈액 순환과 관련된 질병이다. 고혈압과 고지혈증은 동맥경화 때문에 온몸의 혈관이 좁아져서 혈류 저항이 높아지게 되는데 음경 혈관의 혈류 순환에도 장애가 생겨 발기부전이 생기기 쉽다. 그리고 전체 발기부전 환자의 40퍼센트가 당뇨가 원인이며, 당뇨 환자의 절반은 발기부전이 된다. 또한 당뇨 환자는 정상인보다 10~15년 빨리 발기부전 증상이 나타난다.

특히 나이가 40세 이상이거나 당뇨병에 걸린 지 5년 이상인 경우, 또 평소 혈압강하제, 항우울제, 신경안정제, 위궤양 치료제, 항암제 등을 먹는 남성도 개개인에 따라 차이는 있지만 성욕 감퇴, 발기 장애가 발생할 가능성이 높다.

한방에서는 선천적인 기운을 돕고 생식 능력을 개선하기 위해 신기腎氣와 정기精氣를 보충하는 약재를 위주로 전신면역약침이나 림프 순환을 돕는 순환약침을 시술한다.

담배부터 끊어라. 남성의 성기는 해면체[탄성섬유를 함유하는 두껍고 튼튼한 결합조직의 막으로 싸인 발기조직으로 해면(海綿) 모양의 작은방]로 이루어져 있어서 발기를 위해서는 그쪽으로 혈액 공급이 원활해야 한다. 그런데 흡연을 하면 혈액 속으로 흡수된 니코틴이 성기 해면체의 근육 이완을 방해해 혈액 공급을 떨어뜨린다. 젊었을 때는 차이가 많이 나지 않지만 중년에 들어서면 발기력이 급격하게 떨어져서 차이가 많이 난다. 또한 나이와 상관없이 평상시에 발기력이 충분하지 않았던 남성의 경우, 흡연이 발기 장애를 악화시킬 수 있으며, 고환의 기능을 저하시켜 정자의 운동성을 떨어뜨리므로 성 기능 장애와 생식 능력 약화의 주범이 된다.

일시적인 발기부전을 예방하는 생활 실천 TIP

규칙적으로 운동하라 운동은 하루를 짧게 하지만 인생을 길게 한다. 적당한 운동은 신체 기관의 기능을 잘 유지하고 삶을 항상 새롭게 만들어준다. 또한 운동은 스트레스 해소에도 많은 도움이 되고, 성 기능 향상에도 매우 중요한 방법이다.

술, 적당히 마셔라 술을 적당히 마시면 불안을 줄이고 성욕을 증가시킬 수 있지만, 많이 마시면 중추 신경에 문제가 생겨 발기 장애가 일어나 성욕 감소 및 일과성一過性 발기 부전을 유발할 수 있다.

일시적인 발기부전을 예방하는 음식

복분자 복분자는 이름 그대로 예로부터 많이 사용된 자양강장滋養强壯 약재로 신장 기능을 강화하는 효과가 대단해서 남성에게는 양기가 약해졌을 때 나타나는 낭습(고환이 축축한 증상), 조루, 정력 감퇴, 발기부전 등의 생식기 증상 및 빈뇨증, 야뇨증(밤에 자다가 무의식중에 오줌을 자주 싸는 증상) 등의 비뇨기 증상을 치료하는 데 효과적이다.

오골계 오골계는 눈과 뼈에 영양을 공급해주는 비타민A(레티놀)가 풍부하고 남성들의 생식기에 많이 함유되어 있는 아연의 함유량이 많아 강장 식품으로 손색이 없다. 허약한 몸을 보해서 피로를 회복시켜줄 뿐 아니라 남성의 정력 증강에 효과가 크다. 조선 시대 임금님들이 오골계를 즐겼다고 하는데 그 이유는 바로 오골계의 자양강장 효과 때문이다.

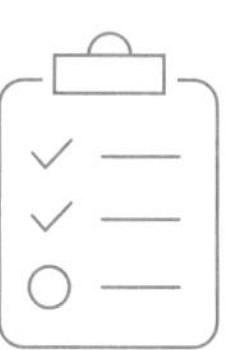

Self Check
당신은 질염?

- [ ] 배란기가 아닌데도 분비물이 많고 이로 인해 속옷이 젖기도 한다
- [ ] 분비물의 색이 맑지 않고, 짙은 황색이나 녹색, 심지어 적색, 갈색을 띤다
- [ ] 생선 비린내 같은 불결한 냄새가 지속된다
- [ ] 외음부, 질 입구가 가려워 불편함을 겪는다
- [ ] 평소 손발이 차고 아랫배가 차 소화가 잘 되지 않는다

▶ 3가지 이상에 해당되면 질염을 의심해봐야 한다.

몸을 따뜻하게 하라

질염

사례 1 기혼인 Y씨(37세 여)는 부부관계 후 2~3일만 지나면 냉이 평소보다 갑자기 많아지면서 냄새가 심하게 나고, 외음부가 가려운 일이 반복되어 산부인과 치료를 자주 받았다.

사례 2 미혼인 B씨(27세 여)는 생리가 끝난 다음 날부터 며칠 동안은 맑고 묽은 냉이 많아졌다. 어떨 때는 노란색을 띤 비린내 나는 냉이 나오기도 했는데, 미혼이라 산부인과 가기가 꺼려져 치료를 미루고만 있다가 결국 산부인과를 찾았는데 '질염' 진단을 받았다.

대부분의 여성이 산부인과를 찾는 가장 흔한 이유는 '냉대하' 때문이다. 냉冷은 누구나 아는 것처럼 찬 것을 말한다. 위장이 차다, 손발이 차다, 배가 차다 등의 찬 증상 모두 냉冷이다. 몸의 어디든 간에 차가워지면 맑은 물이 생기게 된다. 코에 찬 기운이 들어오면 콧물이 나고, 배가 차가워지면 설사가 나고, 아랫배(여성생식기)가 차가워지면 생식기 분비물이 질 외부로 흘러나오게 되는데 이것이 대하帶下다.

정상적인 냉이라도 배란일이나 생리 전후, 임신, 성적으로 흥분되었을 때는 많이 분비된다. 하지만 비정상적인 냉은 분비물이 늘어날 뿐 아니라, 피가 섞이기도 하고, 심한 악취가 나거나 가렵고, 성관계 시 통증이 있고 불쾌감이 동반된다. 그뿐만이 아니다. 냉대하가 심해지면 온몸에 힘이 없고 소변보기도 불쾌하다. 또 아랫배와 엉치가 뻐근하고, 허리가 아프고, 성 불감증이나 성욕 감퇴를 유발하기도 한다.

이런 '냉대하' 증상이 있는 여성의 절반 정도는 질염 진단을 받는다. 여러 종류의 균에 의해 질에 염증이 생기는 이 질병은 붓고 가렵고 따가운 증상으로, 여성이라면 적어도 한 번은 질염에 걸린 경험이 있을 것이다. 생리통, 자궁근종, 불임, 심하면 암 등 악성 질환으로까지 진행될 수 있는 병이 질염이다. 치료를 하더라도 완치가 힘들고 재발이 쉬워서 너무나 흔하지만 그만큼 골치 아픈 증상으로 꼽힌다.

건강한 여성의 질에는 여러 종류의 세균이 조화를 이루고 살고 있는데, 좋은 세균은 질의 산도를 산성으로 유지해서 나쁜 세균이 생기는 것을 막는다. 그러나 몸이 피곤하거나 정서적인 불안, 과도한 스트레스, 항생제 반복 사용으로 내성이 생긴 균은 반복적으로 감염을 일으키고, 성관계 후, 반복적인 유산 후, 꽉 끼는 바지나 팬티스타킹 착용 후, 추운 날 짧은 치마 착용 후, 또 영양 결핍 등으로 인해 좋은 세균과 나쁜 세균의 균형이 깨져 나쁜 세균들이 갑자기 빠르게 증식해서 염증을 일으킨다.

특히 미혼 여성보다 기혼 여성에게서 냉대하나 만성 질염이 더 많이 생긴다. 보통 여성의 질 내 환경은 약 PH 4.5 정도의 산성을 띠고 있지만 결혼 후 성관계를 갖고, 출산을 하고, 또 질이 노화되면서 질 내의 산성도가 점점 떨어지게 된다. 이로 인해 세균(트리코모나스 질염)과 곰팡이(칸디다균)류 등이 쉽게 발생한다.

미혼의 직장 여성들에게는 냉대하가 흔하다. 그 이유는 냉방이 심한 사무실에서 근무하고, 잦은 회식으로 육류 섭취와 술을 접하는 기회가 많고, 반복되는 다이어트로 신체 기능이 저하되고, 여러 가지 직장 스트레스와 운동 부족까지 겹치기 때문이다.

양방에서는 질염을 여러 가지 감염균(트리코모나스[1], 칸디다균[2], 포도상구균[3], 연쇄상구균[4], 대장균) 등이 질 내에 번식하는 것이라고 보고 일정 기간 항생제를 투여하고 있다. 한두 번의 질염 발생은 양방에서 그때그때 1~2주 치료를 하면 금세 좋아지기는 하지만, 잦은 재발로 더 이상 양방 치료를 받기 원하지 않는 여성들은 한의원을 찾는다.

---

1. 트리코모나스 : 대부분의 동물 및 사람의 입 안, 창자, 질 따위의 점막(粘膜)에 기생하는 세균
2. 칸디다균 : 효모와 유사하게 생긴 불완전 균류의 하나로 사람이나 동물에 기생하며 때로는 병을 일으키는 균
3. 포도상구균 : 공 모양의 세포가 불규칙하게 모여서 포도송이처럼 된 세균
4. 연쇄상구균 : 사슬 모양으로 증식·배열하는 그람 양성 구균의 한 무리. 병원성을 나타내는 것으로 단독(丹毒), 성홍열, 패혈증, 류머티즘열, 산욕열 따위를 일으키는 균

한방에서는 냉대하나 질염의 원인을 단순히 세균 감염으로 보지 않는다. 월경 후나 출산 후에 면역력이 떨어지거나, 지나치게 질 세척을 해서 질 PH 조절이 안 되거나, 피로 누적으로 인체 저항력이 떨어진 것을 원인으로 본다. 그래서 질 분비물을 줄이고, 자궁경부의 건강성을 회복하고, 자궁과 골반 주위의 혈액순환을 촉진하는 처방과 치료를 한다. 먼저 기혈 순환을 돕는 한약을 처방하고, 복부에 침과 뜸 치료를 한다.

몸을 따뜻하게 하라. 하복부가 따뜻하면 냉이 생기지 않는다. 노출이 심한 옷이나 추운 날 짧은 치마를 입는 것은 몸을 냉하게 만드는 지름길이다. 패션도 좋지만 건강을 잃으면 아무 소용이 없다. 찬 바닥에 앉지 않는 것이 좋고, 특히 복부는 늘 따끈하게 유지해야 한다.

질염을 예방하는 생활 실천 TIP

좌욕·좌훈이 좋다 오수유나 약쑥 등의 한약재를 끓여 그 증기를 쐬거나 한약 끓인 물로 좌욕을 하면 좋다. 그리고 배꼽 주위를 시계 방향으로 마사지하듯 훑어주거나 따뜻한 찜질팩으로 하복부에 온열 자극을 주는 것도 도움이 된다.

팬티라이너 사용을 줄이자 면 팬티가 직접 외음부에 닿는 것이 좋다. 냉이 많다고 하더라도 팬티라이너를 1년 내내 사용하는 것은 옳지 않다. 팬티라이너는 통풍이 되지 않아 질염을 악화시키고 염증이 생길 수도 있다.

외음부 세척하기 생감초와 쑥을 1:1로 다려서 매일 1~2회 외음부를 세척해주거나, 익모초 잎을 말려서 보관했다가 물 1.5리터에 익모초 50그램을 넣고 약 1시간 동안 달인 물로 세척하면 좋다.

질염을 예방하는 음식

클로렐라 체질이 산성화되어 갈수록 면역력이 약해지고 염증에 취약해진다. 클로렐라는 담수에서 자생하는 식물성 플랑크톤의 한 종류로, 영양소와 섬유소를 골고루 갖추고 있는 영양의 보고이며, 산성 체질을 알칼리로 바꾸는 데 탁월한 효과를 내는 알칼리성 식품이다.

식초 식초는 신맛을 가지고 있긴 하지만 체내에 들어가면 알칼리성으로 작용한다. 때문에 육류, 인스턴트식품 등을 먹어 인체가 산성으로 기우는 것을 중화시켜 체액을 건강하게 유지해준다. 또한 식초 속의 유기산은 항산화제로 신진대사를 활발하게 하고 활성산소를 없애주기 때문에 피로가 빨리 풀리고 잃어버린 활력을 회복한다.

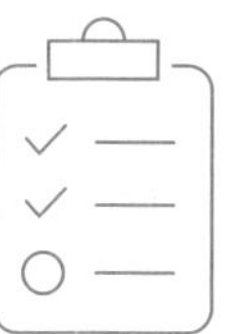

Self Check

당신은 섹스리스?

- [ ] 마지막 성관계를 가진 지 한 달이 넘었다
- [ ] 성욕이나 성적인 흥미가 감소했다
- [ ] 성행위가 의무적으로 느껴지고 빨리 끝났으면 하는 생각이 든다
- [ ] 성적 흥분이 되지 않고 오르가슴에 도달이 안 된다
- [ ] 상대에 대한 친밀감이나 신뢰도가 감소했다
- [ ] 부부 싸움이 잦고 상대에 대한 불만이 있다
- [ ] 경제적인 문제나 아이 문제 등 가족 문제로 성관계에 집중하기 어렵다
- [ ] 결혼생활이 너무 단조롭게 느껴진다
- [ ] 간혹 슬프거나 짜증이 많이 난다
- [ ] 몸이 피곤하고 항상 쉬고 싶다

▸ 4가지 이상 해당된다면 섹스리스 부부로 의심해봐야 한다.

서로 솔직하게 이야기하라

섹스리스sexless

사례 1 B부장(42세 남)은 평소 부부관계에 아무런 문제가 없었는데, 얼마 전 회사에서 명예퇴직 명단에 자신이 올라 있다는 이야기를 전해들은 후부터 부인과 부부관계를 하지 못했다. 갑자기 찾아온 퇴직에 대한 부담감과 과도한 스트레스 때문에 부부관계를 할 마음의 여유가 없었고 자신감도 떨어졌기 때문이다. 그는 회사를 퇴직하고 다른 회사에 취직할 때까지 1년이 넘도록 섹스리스 부부로 살았고, 재취업으로 안정되고 난 뒤에야 부부관계가 정상으로 회복되었다.

섹스리스는 B부장처럼 스트레스와 관련이 있다. 퇴출 명단에 올랐다거나, 부서 이동, 상사와의 불화 등 회사생활로 인해 심각한 스트레스를 받았을 때 성욕이 사라지면서 평소 이상 없던 부부관계가 소원해진다.

사례 2 K씨는 아내와 마지막으로 부부관계를 한 지가 벌써 4개월이 지났다. 회사를 그만두고 주식 전업투자자로 나선 뒤 밤늦도록 컴퓨터 앞에 앉아 주식매매에 매달리느라 부부관계 횟수가 급격히 줄었다.

사례 3 회사원 L씨(30세 남)는 경제난으로 월급이 많이 줄어 야간 대리운전 일을 시작했다. 퇴근 후 대리운전을 하러 밤에 다시 출근을 했고, 대리운전 일까지 마치면 새벽 3시에 귀가해서 잠깐 잤다가 아침에 다시 회사에 출근했다. 이렇게 몇 달을 보내자 몸은 파김치가 되었고, 섹스에 대한 욕구가 떨어지면서 부부관계를 할 의욕이 생기지 않았다.

업무량이 너무 많은 것도 섹스리스 이유 중 하나다. 몸이 피곤하고 힘들면 성욕이 떨어지기 때문이다. K씨나 L씨처럼 남자만 그런 것이 아니라 여자도 마찬가지다.

기혼 여성의 경우, 남편이나 다른 사람의 도움 없이 일과 가사, 육아까지 혼자 다 해내려면 심신이 힘들 수밖에 없다. 피곤하니 남편과의 부부관계보다는 차라리 잠을 조금이라도 더 자는 편이 낫다는 생각을 한다. 특히 맞벌이 부부일 경우 서로 피곤해서 부부관계를 기피하다 섹스리스 부부가 되는 사례가 많다.

사례 4 J씨(38세 여)는 2남 1녀를 둔 커리어우먼이다. 처음부터 J씨 부부가 섹스리스 부부는 아니었다. 하지만 아이들을 키우면서 자연스럽게 섹스리스 부부가 되었다. 아이가 어릴 때는 젖을 먹이느라 같이 잘 수 있는 시간이 거의 없었고, 아이가 조금 자란 후에는 아이가 엄마와 떨어져 자려고 하지 않아 의도하지 않게 남편과 각방을 썼다. 또 아이

들이 초등학교에 다니기 시작하니 다 큰 아이들 눈치가 보여서 부부관계가 멀어졌고, 지금은 너무 오래 부부관계를 하지 않다 보니 서로 부부관계를 안 하고 사는 것이 오히려 편하게 느껴졌다.

섹스리스의 가장 큰 요인은 임신과 출산이다. 보통 임신 중에 태아에게 나쁜 영향을 미칠까 봐 부부는 성관계를 꺼린다. 실제로는 임신 초기와 말기를 제외하고 무리한 성관계만 하지 않는다면 태아에게 큰 영향을 주지 않는데도 말이다. 출산 후 조리 기간, 모유 수유기간까지 부부관계가 없다 보니 아이를 키우면서 점차 섹스리스가 되어가는 것이다.

또한 주변 환경 때문에 섹스리스 부부가 되는 경우도 적지 않다. 가장 대표적인 경우가 바로 가족관계다. 시부모나 시형제와 함께 사는 경우, 또 자녀가 성장하면서 부부관계가 소원해진다. 보통 섹스리스 부부는 자신들도 모르는 사이에 섹스리스가 된다. 주변 상황 때문에 암묵적으로 서로 합의해 자연스럽게 관계가 소원해진다.

결론부터 이야기하면 섹스리스는 병이다. 국내 부부 10쌍 중 3쌍이 섹스리스에 속한다고 하니, 섹스리스는 부부간의 문제라기보다는 사회적인 문제다. 예전엔 50대 이상의 장년층이 많았지만, 요즘은 한창 부부관계가 왕성해야 할 20~40대 부부들에게도 많다. 거기서 그친다면 다행이지만 결국 불화의 씨앗이 되기 때문에 문제가 된다.

부부가 함께 살면서 피치 못할 이유 없이 최근 2개월간 성행위 횟수가 월 1회 미만, 또는 이런 횟수가 자주, 또는 계속되는 경우를 섹스리스로 본다.

처음부터 섹스리스였던 부부는 거의 없다. 차츰 변한 경우가 대부분인데, 그 원인은 앞의 사례에서 본 것처럼 스트레스, 피로 누적, 주위 환경 외에도 고혈압약, 심장약, 우울증 치료약, 탈모치료제, 피임약 등의 약물 복용과, 코를 골거나 수면 무호흡증으로 잠을 깊이 못 자서 성욕이 떨어지는 경우도 있다.

한방에서는 섹스리스의 원인이 스트레스, 피로 누적 또는 약물 복용일 경우 각 원인에 따라 한약 또는 침뜸으로 원인 치료를 한다. 특히 남성의 경우 심리적 원인으로 인한 발기부전 또는 성욕 저하가 원인이 되기도 하는데, 이런 경우 양기를 북돋아 성욕만 돋운다고 치료가 되는 것이 아니라 발기부전이나 성욕 저하의 근본 원인인 스트레스와 피로를 해결하는 데 치료의 주안점을 둔다.

대화의 힘을 믿어라. 당신은 말하지 않아도 상대방이 당연히 알고 있을 것이라고 생각하는가? 한집에 같이 살고 있지만 정작 말하기 쑥스러워 자신이 원하는 바나 상대방에게 바라는 것들을 이야기하지 않는다. 섹스리스 문제는 서로 솔직하게 이야기하는 것만으로도 절반은 해결된다.

섹스리스를 예방하는 생활 실천 TIP

섹스리스 인정하기 앞의 Self Check에서 섹스리스로 나왔다면, 당신 부부가 섹스리스라는 것을 인정하고 받아들여야 한다. 사실 섹스리스 부부 스스로가 당장의 생활에 별 불편함이 없어서 묻어두고 세월을 보내는 경우가 많기 때문에, 치료하려는 의지조차 없는 경우가 많다. 스스로 인정한다면 치료는 어렵지 않다.

'부부의 날' 정하기 일주일에 한 번 부부의 날을 정한다. 부부관계를 오랫동안 하지 않게 되면 자연스럽게 성관계에 대한 생각도 둔해지고 서로 노력도 하지 않게 된다. 의식적으로 일주일에 한 번은 부부관계를 하도록 부부간 규칙을 정해놓는 것도 좋은 방법이다.

부부가 같은 취미를 가져라 부부관계 악화는 대화의 부재로 시작된다. 대화가 많은 부부는 마음이 멀어지지 않으며, 그만큼 부부관계도 소원해지지 않는다. 같은 취미를 가지는 것이 부부간의 대화에 윤활유 역할을 해줄 것이다.

섹스리스를 예방하는 음식

흑임자죽 흑임자죽은 옛 왕실에서 즐겨 먹었던 약죽으로 검은 색깔의 곡식(검은콩, 검은깨, 현미 등)에 호두, 마, 잣, 밤 등을 첨가해서 만든 죽을 말한다. 최고의 스태미너식으로 흑임자죽을 즐겨 먹으면 면역 기능이 강화되어 질병에 잘 걸리지 않는다. 조금씩 우유를 넣으면서 뭉근한 불에 끓여 죽을 쑨다. 곡물가루가 바닥에 눌어붙지 않도록 천천히 자주 저어줘야 한다. 하루 한 번, 간식 또는 주식으로 먹는다.

대추 옛말에 '대추 보고 안 먹으면 늙는다'는 말이 있을 만큼 대추는 노화 방지와 강장 효과가 뛰어난 식품이다. 특히 대추 달인 물은 '부부 화합의 묘약'이라는 말이 있을 정도로 원기를 돋우어준다. 《동의보감》을 보면 '대추는 위장을 튼튼하게 하는 힘이 있어 즐겨 먹는 것이 좋고 경맥을 도와서 그 부족을 보한다. 또한 오래 먹으면 몸이 가벼워져 늙지 않게 된다'고 나와 있다. 여성은 갱년기에 외음부의 분비액이 줄어서 부부관계 때 통증이 심한 경우가 있는데, 이럴 때 대추를 차로 달여 진하게 마시면 마음이 느긋해지고 분비물이 증가하게 되어 스트레스에서 벗어날 수 있다.

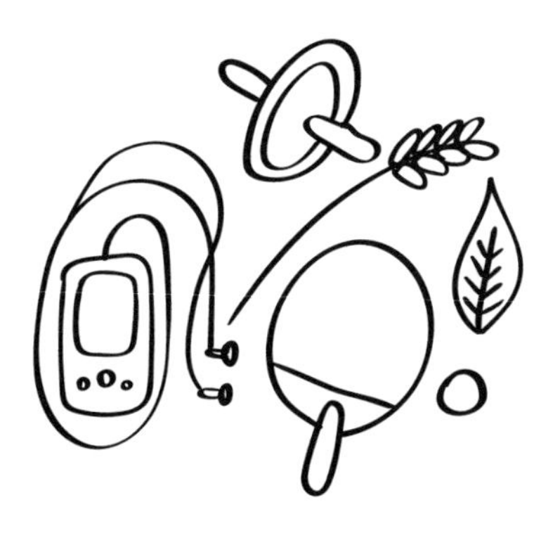

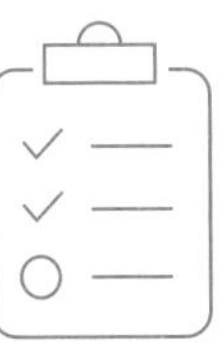

Self Check

당신은 기능성 불임?

- [ ] 피임을 하지 않고 정상적인 부부관계를 했는데도 1년이 지나도록 임신이 되지 않고 있다
- [ ] 각종 불임 검사를 했는데도 임신이 되지 않는 이유를 알 수가 없다

▶ 모두 해당되면 기능성 불임(정상 불임)에 해당된다.

몸을 먼저 만들어라

기능성 불임

사례 결혼 7년 차 H씨(33세 여)는 산부인과에서 남편과 함께 모든 불임 검사를 다 받았지만 이상이 없다는 진단을 받았다. 진단명은 바로 '원인불명 불임'. 원인이 없기에 특별한 치료도 없다고 한다. 병원에서 배란 유도, 과배란 인공수정, 그리고 두 번의 시험관 시술을 받아봤지만 모두 실패했다. 여러 가지 시술을 받는 동안 몸은 지칠 대로 지쳐갔고, 임신을 기대하고 불안과 초조감에 시간을 보내다가 시술에 실패하면 찾아오는 절망과 우울감에 울기도 많이 울었다. 주변에서 한약을 먹어보라는 권유를 하기에 지푸라기라도 잡는 심정으로 한의원을 내원한 H씨. '기능성 불임(정상 불임)'이라는 진단을 받고, 임신을 위해 몸을 만드는 한약을 복용하기 시작했다. 아랫배와 손발이 많이 따뜻해졌다고 느끼던 어느 날 '임신' 소식을 듣게 되었다.

"저도 남편도 아무 이상이 없는데 임신이 되지 않습니다."

"첫째는 별문제 없이 임신이 잘 되었는데, 둘째는 3년째 생기지 않아서 걱정입니다."

몸에 이상은 없는데 아이를 갖지 못하는 부부가 많다. 결혼 첫해는 그냥 지나갈 수 있어도 피임을 하지 않는 상태에서 2년이 지나도 아이가 생기지 않으면 걱정이 되기 마련이다. 병원에 가서 여러 가지 검사를 해봐도 이상이 없다는 진단만 나오니 더 걱정이 될 것이다.

일반적으로 불임의 원인이 남성에게 있을 경우 성교 장애, 적은 정자 수, 정자 이동통로 이상, 정자 활동 감소가 원인이고, 불임의 원인이 여성에게 있을 경우 배란 장애, 난소 이동통로 이상(난관 이상), 자궁 질병, 면역학적 문제, 당뇨, 고혈압 등의 만성 질환들이 원인이 된다. 이런 문제점은 초음파 검사, 나팔관 검사, 호르몬 검사, 남성정액 검사 등의 여러 가지 불임 검사를 통해 알 수 있는데, 이렇게 원인이 있는 불임은 그 원인만 치료하면 해결된다.

그러나 불임 부부의 15퍼센트는 검사상 전혀 이상이 없는데도 임신이 되지 않는 '기능성 불임(정상 불임)'이다(남성 원인이 35퍼센트, 여성 원인이 35퍼센트, 부부 모두 문제가 있는 경우는 15퍼센트). 각종 첨단장비로 검사를 해봐도 별문제가 없고 배란도 규칙적이고 호르몬 수치도 정상이다. 그렇다면 우리 몸은 이상이 없는 걸까? 아마도 '이상이 없다'가 아니라, '이상을 못 찾겠다'는 쪽이 정확한 답일 것이다. 현대 의학이 눈부시게 발전한 것은 사실이지만, 인체는 매우 오묘해서 첨단장비로도 원인을 잡아낼 수 없는 경우가 있다.

기능성 불임은 질병은 아니지만 '기능'에 잠시 문제가 생겨서 검사 장비로는 원인을 알 수 없는 '원인 불명 불임'이다. 예전에 비해 '기능성 불임' 부부가 점점 증가하는 이유는 늦은 결혼, 오랜 피임, 스트레스, 다이어트로 인한 체중 변화, 공기 오염 때문이다. 또 오랫동안 냉난방에 노출되어 있는 것도 생식 능력에 영향을 끼쳐 불임의 원인이 된다.

특히 직장 여성의 경우, 사회생활을 위해 결혼이나 임신을 미루는데 만성 피로가 지속되고 스트레스로 정신적인 부담이 과도해지면 난소 기능이 위축되어 임신이 잘 안 된다. 또 임신이 되어도 유지하기 힘든 경우가 많다. 그래서 한방에서는 여성의 몸이 차거나 아랫배가 얼음같이 차가운 '냉증冷症'이 있으면 임신이 어렵다고 본다. 냉증은 골반 속의 혈액순환이 잘 되지 않아 난소나 자궁의 기능이 약해지는 원인이 되므로 배란, 착상, 임신 유지가 어렵다.

'기능성 불임'은 임신이 불가능하다는 것이 아니라, 몸의 환경이 임신에 적합하지 못한 상태라는 말이다. 한방에서는 이런 경우, 임신을 방해하는 기능적인 이상을 찾아 이를 바로잡아 임신에 적합한 몸을 만들어주는 치료로 자연적인 임신을 도와준다. 남성은 양정養精, 강정强精시키는 계통의 약으로, 여성은 보궁補宮, 온궁溫宮시키는 계통의 약과 침, 뜸으로 치료한다. 이렇게 치료했을 때 건강한 성인이라면 누구나 건강한 임신이 가능하다. 그러나 남녀 모두 30대 후반을 넘기면 치료 효과가 떨어지므로 젊었을 때 치료하는 것이 바람직하다.

남성도 자신의 '성性 기능'에 관해 잘 알고 있으면 '기능성 불임' 예방이 가능하다. 여성은 '냉증'을 조심해야 하는 반면, 남성은 '냉'하게 관리해줘야 한다. 정자를 만들어내는 고환은 체온보다 4도 정도 낮아야 정자 생산 기능을 제대로 발휘할 수 있다. '기능성 불임' 진단을 받은 남성은 고환의 온도를 낮춰야 한다. 삼각팬티 대신 트렁크팬티를 입고 아주 춥지 않다면 내복도 피하는 게 좋다. 사우나에서는 열탕을 가급적 피하되 만약 열탕을 이용하고 싶다면 그 후에는 반드시 찬물로 고환을 씻어줘야 한다. 오랜 시간 다리를 꼬고 앉아 있거나 열 감기에 자주 걸려 체온이 올라갈 때도 정자 생산력이 떨어진다. 흡연과 과음 습관도 남성호르몬 분비량을 떨어뜨리기 때문에 차차 정자 생산량이 줄어들 가능성이 있다. 또한 남성도 여성과 마찬가지로 스트레스를 많이 받으면 정자의 운동성이 떨어져서 불임이 될 확률이 높다.

몸을 먼저 만들어라. 원인이 없는 불임은 임신에 적합한 건강 상태가 아니기 때문에 발생한다. 당장 임신하는 데 마음이 급해서 몸은 조건이 안 되는데, 이런저런 시술로 몸을 점점 힘들게 하다 보면 심신이 지쳐서 임신은 더 힘들어진다. 마음을 편하게 갖고 먼저 임신에 적합한 상태로 몸을 관리하는 것이 기능성 불임을 극복하는 지름길이다.

기능성 불임을 예방하는 생활 실천 TIP

과식하지 마라 임신을 원한다면, '과식'도 견제해야 한다. 성욕과 식욕을 다스리는 신경 중추는 같은 곳에 있기 때문에 과식을 해서 식욕 중추가 포만감을 느끼면 성욕은 오히려 떨어진다.

적당한 운동을 하라 임신을 기다리면서 피로하면 안 된다는 생각에 아무것도 하지 않고 무조건 집에서 쉬기만 하는 것도 좋지 않다. 적당한 운동은 혈행을 돕고, 정신적으로도 안정감을 주기 때문에 임신을 위한 몸을 만드는 데 도움이 된다. 요가, 수영, 걷기 등의 운동이 적당하다.

임신에 대한 집착을 놓아라 초조하고 불안한 상태로 임신을 기다리면 오히려 스트레스가 되어 임신이 잘 되지 않는다. 스트레스를 받은 채 아무리 임신을 하려고 해도 실패하던 부부가 임신에 대한 집착을 내려놓고 마음을 편히 하는 순간 자연 임신이 되는 경우가 많다.

기능성 불임을 예방하는 음식

검은콩 검은콩의 검은 껍질 속에 들어 있는 안토시아닌 성분은 신장 기능을 보충해주고 정력을 높여주는 역할을 하며, 비타민E가 함유되어 있어서 정자를 풍부하게 만들어내는 효과가 있다. 성욕이 없고, 정력이 약하며, 정자의 활동성이 떨어진 남성에게 좋다. 또한 신장에 찬 기운만 모이고 여성 호르몬 분비가 원활하지 않아 혈액순환이 잘 이뤄지지 않는 여성에게도 좋다. 혈액순환을 촉진하고 몸을 따뜻하게 하는 효능이 있어 냉증은 물론이고 생리통, 생리 불순도 없어진다.

마늘 마늘에는 아연 성분이 많이 포함되어 있는데, 아연은 남자의 고환에 집중되어 있는 물질로 서양에서는 섹스미네랄sex mineral로 불린다. 또한 마늘은 호르몬 분비샘을 자극해서 남성의 정자와 정액의 양을 증가시키므로 말초혈관계의 노폐물을 제거해 발기력 증강에 도움이 되는 최음 음식이자, 강정强精 음식이다.

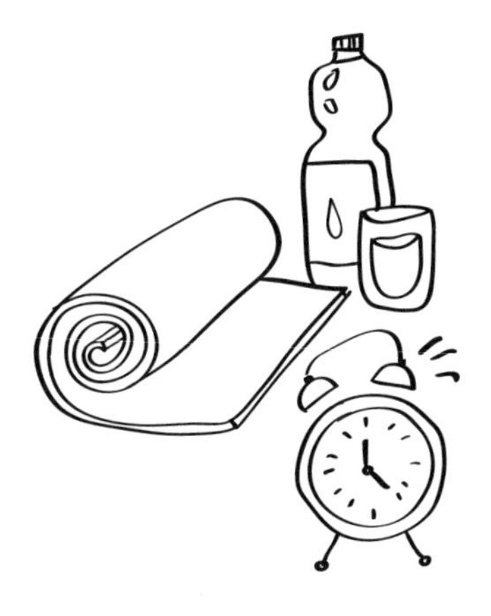

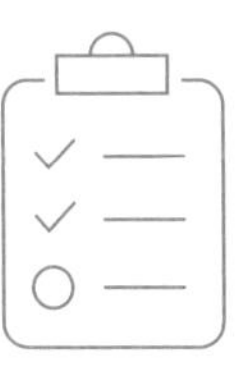

Self Check
당신은 습관성 유산?

- ☐ 임산부의 나이가 35세 이상이다
- ☐ 임신 20주 이전에 2회 이상 자연유산된 적이 있다
- ☐ 임산부에게 당뇨병, 갑상선 이상 등의 질병이 있다

▶ 모두 해당되면 습관성 유산이 있을 가능성이 높다.

오래 서 있지 마라

습관성 유산

사례 1 N과장(35세 여)은 임신 8주 만에 태아가 배 속에서 원인 모르게 사망하는 '계류유산'을 진단받았다. 늦게 결혼해서 힘들게 임신한 터라 마음의 상처가 컸던 그녀. 그녀는 유산의 원인이 힘든 업무 때문이라고 생각하고, 다음 임신을 위해 회사를 그만둬야 하나 고민 중이다.

결혼한 직장 여성 중에는 N과장처럼 '자연유산', 특히 태아가 배 속에서 사망해서 아기집은 남아 있지만 심장은 뛰지 않는 '계류유산'을 겪어본 사람이 적지 않다. 임신 20주 전에 태아가 자연 사망하는 것을 자연유산으로 보는데, 고령 임신도 큰 원인이지만 과로, 음주 문화, 직간접 흡연도 무시할 수 없다.

자연유산이 되는 또 다른 원인은 태아의 염색체 이상이다. 태아 염색체에 이상이 있으면 엄마 배 속에서 정상적으로 발육하지 못한다.

자연유산된 태아의 염색체를 조사해보면 정상인 염색체 개수인 46개보다 많은 47개이거나, 하나 적은 45개인 경우다. 난자와 정자의 결합과정에서 결함이 생겨 이런 현상이 나타나는 것으로 추측되고 있다. 염색체 이상을 가진 아이는 태어나더라도 지능 저하나 신체적인 장애를 지닌 기형아가 될 확률이 높기 때문에, 자연유산은 비정상 태아가 자궁 안에서 자연 도태되는 과정으로 볼 수도 있다.

요즘은 결혼을 하더라도 사회적 기반을 잡은 후에 임신을 하려는 젊은 부부가 늘어나면서 고령 임신이 늘고 있다. 임산부의 나이가 많을수록 불량 난자가 많고, 그만큼 염색체 이상 태아를 임신할 확률도 높다. 당연히 자연유산의 확률도 높다.

유산의 징조를 보이는 임산부들을 진찰해보면 자궁이 너무 약하거나 체력이 약한 경우가 대부분이다. 이럴 때는 임산부의 기혈 상태를 살펴봐서 기가 허하면 '태산반석산泰山盤石山'을, 혈이 허하면 '궁귀교애탕芎歸膠艾湯'을 처방한다. 이런 약을 복용할 때는 퇴근 후 집안일을 삼가고 편하게 누워 절대적으로 안정을 취해야 한다.

사례 2 C대리(28세 여)는 결혼 2년 동안 세 번이나 임신했지만, 모두 임신 12주가 되기도 전에 자연유산되는 일을 겪었다. 그녀와 남편 모두 유산의 원인이 되는 어떤 질병도 없었고, 두 번째 임신 때부터는 임신 진단과 함께 휴가를 내고 집에서 쉬기만 했는데도 연거푸 유산이 되었다.

난자가 정자를 만나 수정이 되더라도 이후에 완전한 임신 안정 상태에 도달하는 비율은 고작 30퍼센트 정도에 불과하다. 또한 완전한 임신이 된다 하더라도 임신 20주(6개월)가 되기 전에 자연유산되는 비율이 10~12퍼센트다. 그리고 첫 번째 태아가 자연유산이 되었을 경우, 두 번째 태아가 자연유산될 빈도는 20퍼센트, 세 번째는 25퍼센트, 네 번째는 40퍼센트로 점점 유산될 비율이 높다. 유산 경험이 많을수록 다시 유산될 확률이 높아지는 것이다.

여기서 임신 20주 전에 세 번 이상 자연유산이 반복되면 습관성 유산이라고 부른다.

습관성 유산은 임산부가 풍진, 결핵, 갑상선 질환이나 당뇨병 등의 질병을 가지고 있거나, 선천적인 자궁 기형이나 자궁근종을 가지고 있거나, 그리고 임산부와 태아가 면역학적으로 맞지 않아서 태아에게 혈액 공급이 차단되어 버리거나, 유전학적인 원인으로 염색체 이상이 있을 때 생긴다.

물론 질병이 있을 경우 임신을 유지하는 데 이상이 없도록 질병을 치료하거나 잘 관리하는 것이 첫째로 할 일이다. 그러나 C대리처럼 아무런 질병이 없는 경우는 그저 기다리는 것밖에 도리가 없을까? 직장에 다니는 기혼 여성 중에는 몸이 너무 힘들고 스트레스가 많았던 시기에 자연유산을 경험했다는 사람이 많다. 이런 여성들이 자연유산을 반복하게 되는 것을 보면 결혼해서 여자들이 가정생활과 직장생활을 동시에 잘해나간다는 게 얼마나 힘든 것인지를 알 수 있다.

직장 여성이 습관성 유산을 하게 되면 심신이 더욱 쉽게 지친다. 가족이나 친척에게 직장을 그만둘 것을 권유받기도 하고, 임신에 성공해야겠다는 초조감에 스스로 직장을 그만둘까 고민을 많이 한다.

임신 초기에 자꾸 자연유산이 된다면, 태반이 생기고 어느 정도 유산 확률이 낮은 임신 중기까지는 몇 달만이라도 몸도 마음도 푹 쉬어줘야 한다. 이때 한약의 도움을 받아 여유 있게 임신을 준비하는 것도 현명하다.

한방에서는 이유 없이 습관성 유산이 반복되는 여성에게 처방하는 한약 처방이 있다. 자궁을 부드럽고 따뜻하게 해서 임신을 준비하게 하는 처방, 허약한 자궁을 강력히 보해주는 처방, 자궁이 약한 체질을 가진 여성의 생식 기운을 북돋우는 처방 등 임신 전에 미리 몸을 준비해 유산의 확률을 훨씬 더 낮출 수 있다.

오래 서 있지 마라. 자연유산을 한 번이라도 경험한 적이 있고, 얼마 되지 않아 임신 진단을 받았다면 출퇴근을 제외하고는 오래 서 있는 일을 피하라. 신발도 굽 없는 편안한 신발을 신는 것이 좋다. 자연유산의 80퍼센트 이상은 임신 12주 이내에 일어나기 때문에 임신 3개월 전후로는 과로를 피하고 몸조심을 해야 한다.

습관성 유산을 예방하는 생활 실천 TIP

임신 초기에는 무조건 쉬어라 임신 초기에는 이사, 손님 초대, 집안행사 등을 피하라. 특히 유산의 징조인 출혈과 복통이 있거나, 현기증이 나면서 기운이 쑥 빠지는 증상이 있을 때 유산이 되기 쉽다. 조심 또 조심해야 한다.

임신 초기에는 멀리 이동하지 마라 차를 타고 멀리 이동하는 것도 태반이 만들어지고 난 후인 임신 중기 이후로 미뤄라. 그리고 봄가을에 주로 열리는 체육대회나 야유회 등에 참석하는 것도 피하라.

습관성 유산을 예방하는 음식

녹용 한방에서 여성에게 녹용을 처방할 때는 조혈造血 효과를 얻기 위한 예가 많다. 빈혈이나 월경 과다, 자궁출혈 등으로 체력 소모가 클 때, 중병을 앓고 난 뒤나 대수술 후에 복용하면 좋다. 또한 일반 임산부에게는 출산 전후의 자양강장제로, 습관성 유산이 있는 임산부에게는 유산방지제로 탁월한 효과가 있다.

생활습관만
바꿨을
뿐인데

초판 1쇄 발행 2009년 8월 19일
개정판 1쇄 발행 2019년 8월 12일

지은이 정이안
펴낸이 이범상
펴낸곳 ㈜비전비엔피 · 이덴슬리벨

기획편집 이경원 심은정 유지현 김승희 조은아 박주은
디자인 김은주 이상재
마케팅 한상철 이성호 최은석
전자책 김성화 김희정 이병준
관리 이다정

주소 우) 04034 서울시 마포구 잔다리로7길 12 (서교동)
전화 02)338-2411 **팩스** 02)338-2413
홈페이지 www.visionbp.co.kr
이메일 visioncorea@naver.com
원고투고 editor@visionbp.co.kr
인스타그램 www.instagram.com/visioncorea
포스트 post.naver.com/visioncorea

등록번호 제2009-000096호

ISBN 979-11-88053-65-0 13510

• 값은 뒤표지에 있습니다.
• 파본이나 잘못된 책은 구입처에서 교환해 드립니다.

이 도서의 국립중앙도서관 출판예정도서목록(CIP)은 서지정보유통지원시스템 홈페이지(http://seoji.nl.g o.kr)와 국가자료공동목록시스템(http://www.nl.go.kr/kolisnet)에서 이용하실 수 있습니다.(CIP제어번호:CIP2019028303)